U0233180

我不抑郁了

重拾生活乐趣的N种方式

WHAT I DO TO GET THROUGH
How to Run，Swim，Cycle，Sew，
or Sing Your Way Through Depression

〔英〕奥利维亚·萨根　　〔英〕詹姆斯·威西——主编
Olivia Sagan　　　　　James Withey

张婷——译

浙江人民出版社

图书在版编目（CIP）数据

我不抑郁了：重拾生活乐趣的N种方式 /（英）奥利维亚·萨根，（英）詹姆斯·威西主编；张婷译. — 杭州：浙江人民出版社，2023.7
ISBN 978-7-213-10985-0

Ⅰ.①我… Ⅱ.①奥… ②詹… ③张… Ⅲ.①抑郁症—康复—普及读物 Ⅳ.①R749.409-49

中国国家版本馆 CIP 数据核字（2023）第 086575 号

What I Do To Get Through
How to Run, Swim, Cycle, Sew or Sing Your Way through Depression
Edited by Olivia Sagan and James Withey
Copyright © Olivia Sagan and James Withey, 2021
Foreword copyright © Cathy Rentzenbrink, 2021
First published in the UK in 2021 by Jessica Kingsley Publishers Ltd
Carmelite House, 50 Victoria Embankment, London EC4Y 0DZ, UK.
www.jkp.com
All rights reserved.
Simplified Chinese translation rights arranged through Peony Literary Agency.
Simplified Chinese edition published in 2023
by Zhejiang People's Publishing House Co.,Ltd.

我不抑郁了：重拾生活乐趣的 N 种方式
WO BU YIYU LE: CHONGSHI SHENGHUO LEQU DE N ZHONG FANGSHI

［英］奥利维亚·萨根 ［英］詹姆斯·威西 主编 张 婷 译

出版发行：浙江人民出版社（杭州市体育场路 347 号 邮编：310006）
市场部电话：（0571）85061682 85176516

责任编辑：潘海林 营销编辑：陈雯怡 张紫懿 陈芊如
责任校对：何培玉 责任印务：幸天骄
封面设计：新艺书文化有限公司
电脑制版：北京之江文化传媒有限公司
印 刷：杭州丰源印刷有限公司
开 本：880 毫米 × 1230 毫米 1/32 印 张：6.25
字 数：85 千字 插 页：2
版 次：2023 年 7 月第 1 版 印 次：2023 年 7 月第 1 次印刷
书 号：ISBN 978-7-213-10985-0
定 价：48.00 元

如发现印装质量问题，影响阅读，请与市场部联系调换。

推荐序一
找到摆脱抑郁的动力

有时候，站在"强者"的视角给心理病患者一堆方法，其实是一种缺乏同理心的傲慢。

2016年，是壹心理创办的第6年，这一年公司遇到了很多的问题。偏偏在这个时候，几个重要的合伙人先后离开了团队。当时的我，秉持着"与你同行的人，比你去的地方更重要"的信念，合伙人的离开让我陷入了深深的自责。也是在那个时候，我的一个投资人很笃定地跟我说："这一定是你自身的问题，你应该反省！"

面对如此多的冲击和不确定，我陷入了抑郁。

那个时期，一方面，我觉得自己是一根废柴，不想做任何事情；另外一方面，我知道自己不能这样继续下去，并展开了各种自救：运动、看书、冥想、看励志电影、找朋友……甚至，我在自己公司的App上预约了心理咨询。我做了很多尝试，希望自己能好起来……

反复折腾几个月后，我和朋友走了国内徒步十大死亡路线之一的"洛克线"。

在无人区，五天四晚的社交斋戒，我在面临体力一次次崩溃的时候，不断和自己对话。第四天下午，我躺在央迈勇雪山下、蛇湖旁，放声大哭，积压和反刍许久的东西在荒野里释放了出来，我完成了一次自我的拯救。

对于那些离开的合伙人，我在心里默默地说："你很好，我也很好，只是，我们要分开走一程了。"

后来，因为有过这样的经历，我在一些创业的活动上分享"如何走出人生低谷"类似的主题。作为一个过来人，同时作为一个心理工作者，我有一个方法的百宝箱，告诉大家如何战胜抑郁。

直到有一天，我发现了这样分享，其实可能是一种傲慢。

2020年，朋友关于抑郁障碍主题的新书发布，邀请我做一场对话活动。现场来了很多抑郁障碍患者，我如法炮制，给出了很多摆脱抑郁症的方法。可分享完我的"百宝箱"之后，我并没有从他们眼里看到希望之光，那些方法如石沉大海。

活动结束，我和他们一对一的交流，才真正意识到一个问题：他们难以走出抑郁障碍的原因，并不是缺乏行动的方法，而是缺乏行动的动力。

如果不解决动力问题，直接抛出一堆方法，可能反而会把他们逼到另外一个尴尬的地方："为什么知道这么多的方法，你们都不去努力尝试？"

你为什么不去运动？你为什么不去社交？你为什么不去看心理咨询师？

这是一种"何不食肉糜"的无知和傲慢！

很多克服抑郁障碍的科普都忽略了一个关键的问题，有些抑郁障碍患者内心并不足够强大，他们首先需要的是一段关系，一个动力，鼓励他们去迈出第一步，而不是着急告诉他们，怎么去行动。

我非常开心发现《我不抑郁了》这本书！它没有从高高在上的专家或者"强者"的视角去分享一些战胜抑郁的方法；这本书，选择"蹲"下来，从无数有着相同抑郁经历的人，用故事的方式，告诉我们他们面对抑郁障碍的感受和体验，以及他们是如何找到摆脱抑郁障碍的方法，并如何走出第一步。

希望每个面对抑郁的人，都能找到摆脱它的"动力"，并且找到适合自己的方法，迈出第一步！

我相信，我们每个人都可以做一次，自己世界里的英雄！

壹心理创始人兼CEO

黄伟强

推荐序二
在残酷而美好的生活中前行

这本小书真的太棒了，书中真实地记录了人们在抑郁期间是如何再次找到生活的乐趣，让自己的状态变好的。你知道，"好"不是指"固定"的某种程度，而是指能更容易地应对生活的起起伏伏。

从19岁开始，我就一直在抑郁中徘徊。我过去常常把抑郁看作是我无法控制的一头号叫的野兽。它会在夜里不请自来，夺走我的一切。有好几次我担心自己活不下去了。过去的几年里，在一些有效疗法的帮助下，我试着把抑郁看作多变的天气。尽管我的世界有时乌云密布，有时大雨滂沱，但我还是能做些事情的，我并不是束手无策。当我状态好的时候，我可以把一切都想清楚，理性制定策略来应对情绪低落的时刻。于是，我买了一件上好的雨衣，把雨靴放在前门；我学着袖手旁观，什么也不做，避免让事情变得更糟糕；我努力不让自己陷入绝望，而是顺着情绪继续前行。我并不奢望自己变得快乐或满足，我似乎再也不可能得到幸福了，纠结于此只会让我难过。但如果从这一刻起我降低对生活和对自己的期望，那将是一个好的开始。然后我试着去培养好奇心，如果我能对事物产生好奇，那我就能获得一些动力，希望也就不再遥远了。而一旦有了希望，我的世界就会再次明亮起来。

阅读一直是我的头号"盟友"，近年来，我还开发了其他兴趣爱好，让自己的感觉变得更好，包括散步、跑步、做瑜伽、唱歌以及冥想。最重要的是，我变得很轻松也很自在，不再把任何一项新的爱好变成自我鞭挞的借口。虽然，每个人的情况有所不同，但是我遇到的有抑郁倾向的人普遍有这种自我鞭挞的倾向。我们都应该增强对自己的同理心，善待自己，找到让自己状态提升的方法，并且避免状态反弹。我不再喝酒了，因为喝酒会加剧我的抑郁，我学会热爱不喝酒时生活中的简单乐趣。

为了保持理智，我必须对人性有信心。这在浏览新闻八卦时或者玩手机时很难做到，但如果放下手机，走进现实世界，就容易多了。我试着去信任他人，从陌生人身上寻找善意。这就是这本书的内容。一些好心的陌生人分享他们在对抗抑郁的过程中做过的有益的事情。你需要什么就从中吸取什么吧；对自己要善良、友好、温柔。我从中学会的就是禅修中的慈爱。它鼓励我用真诚和善意对待自己和他人，不论我是否认识他们或者与他们交好。亲爱的读者，我也同样祝福你们。希望这份祝愿能通过书中的故事到达你的内心，愿你在这残酷而美好的生活中继续前行。

凯西·伦森布林克

前　言
拥抱熊猫宝宝是对抗抑郁的一剂良药

　　我一直坚信拥抱熊猫宝宝是对抗抑郁的一剂良药。实际上，每年在安提瓜岛上度过三个月的假期、免费欣赏的巧克力喷泉，以及每星期与拉布拉多犬一起玩耍也具有同样的治愈效果。

　　在《黑暗中的光——抑郁康复者的66封来信》（*The Recovery Letters*）获得成功后，我们想再筹备一本书信集作为它的后续，继续为所有在这条曲折的、奇怪的、令人眩晕的痊愈之路上的人们提供帮助。我们想从像你我这样与抑郁等负面情绪作斗争的人那里听到更多的故事。

　　在这个过程中，我们收集了许多人们重拾的生活乐趣，以及那些让脆弱的情绪"雪上加霜"的事物，还有带给他们意义、解脱、希望，以及快乐的东西。我们还听到了一些这样的声音，"要不是因为爬山，我真的活不下去了"或者"听起来可能有些奇怪，但诚实地说，编织对我的帮助比其他任何事情都大"。类似的言论听多了也就不足为奇了。更何况，这些说法完全有道理。

因为谈话治疗有漫长的等待期，加上药物干预的疗效不稳定，我们必须找到配合（或代替医学治疗）共同起作用的方式方法。当负面情绪来袭时，我们需要触手可及的工具——我这里说的工具并不是指大扳手，而是在生活中能够分散注意力、治愈心灵、赶走低迷、平静心灵的活动。

与我们之前做的那本书一样，这本书你同样不需要把它从头到尾读完——我们知道这很难。你只需要拿起它，快速浏览，找到吸引你的内容。在此我有必要做一个友情提示，有时有些故事可能会引发不适，平和地去看待它们就好。

你不一定喜欢书中提到的兴趣爱好，但请以开放的心态读这些故事，不要像我一样，带着刻板印象看待那些可能有用的活动。"哦，不！那不适合我。"这句话我说了很多次，但是亲身躬行以后，我才发现很多活动都管用。

以前，我从来不喜欢运动。为什么要在完全陌生的人面前大汗淋漓，喘着最后一口气，看起来就像一只从臭水沟捞出来的失去知觉的乌鸦呢？但是当我开始去健身房以后，我发现运动对我很有帮助。说实话，我仍然不知道如何使用大多数锻炼器材——在我看来，它们都看起来很像意大利香肠机。我的原则很简单：不要和那些穿着红色紧身短裤的肌肉男比较；也不要拿自己和那些轻盈、健美、似乎一点都不出汗的"男神""女神"相比。自己用手机播放一些非常普通的音乐，最重要的是，穿上你最难看的衣服。这是因为，不管怎样，运动10分钟后你都会看起来非常狼狈，所以穿得再漂亮有什么意义？其次，这样的装束也不会让你想去和那些穿着昂贵的、修身的、时尚运动服的人比较。

今天，我们绝对不会说："跳伞这样的极限运动能完全治愈你的心理障碍！"因为在网上这种荒谬的说法已经够多了。相反我们会说："你知道吗？这可能会有帮助。所有能够一试的办法都不该错过。"如果用带紫色秘鲁小猫图案的包装纸装饰一个旧抽屉，能让你心情愉悦，那就别管这样做对不对——只管去做就是了。如果你发现划皮划艇能减轻一些烦恼，那好，我们就经常去水上。

如果你尝试了某件事，但发现它对你不起作用，那就换其他的活动再尝试，因为，我们做到这里就足够了，不要把这件事放到你脑海中的那个你不能做的事情的名单上。

你可以说，这对我不起作用，我要去试试钓鱼、跑步、编织、陶艺、远足、折纸、瑜伽、遛狗、拳击、摄影、冥想、骑马、骑行、剪纸……用这些对你起作用的事情取代你不能做的事情。

詹姆斯·威西

目　录

海泳：大海是快乐的源泉

想象一下这样的场景：在寒冬的海滩上，海风拍打着海岸，预示着白镴色的海浪即将涌来，还有……一群衣着暴露的人在海水里欢笑着，尖叫着。可能这群人中就有我。为了摆脱焦虑和抑郁，我一年四季都会来海里游泳。

要了解这件事情是如何在我身上起作用的，我就得观察自己心理健康的外在表现。尽管能够引起抑郁障碍患者共鸣的话题比比皆是，但其实每一个有心理健康问题或努力进行健康管理的人都有自己特有的情绪、感觉或者想法。以下这些是我身上最常发生的事情。

大多数时候，我眼里的世界都是黑白的，没有色彩，没有欢乐。但是，当我偶尔体会到快乐的时候，它又是那么淋漓尽致，美妙得难以言表——就像桃乐茜降落在奥兹国的那一刻，世界突然有了色彩。（注：桃乐茜是音乐剧《绿野仙踪》的主人公，奥兹国是光明和美好的象征。）

我也有感到快乐和满足的时候，但纯粹的快乐真的是可遇而不可求，只有当我完全活在当下的时候才会发生。当纯粹的快乐出现时，我发现自己寻踪觅迹，试图找出再次创造它的方法，可想而知，这样做只会适得其反，并让我落入虎视眈眈的"心猿"①之手。

"心猿"是我给大脑中不断上演的对话起的名字。这些"猿猴"会抓住每一个机会，它们几乎不会消停，大谈特谈那些超出我掌控的事情，比如错过了自己设定的无关紧要的截止日期，比如别人对我的看法，再比如我的所言所行是否恰当。你懂的。这些"猿猴"压根没有白天和黑夜的概念，它们总是乐此不疲地将它们的消极观点和问题塞进我的大脑，全天候无休止。当我感到疲惫或被压得无法承受时，我的韧性或恢复力就很差，这时大脑中简直就像开起了猿猴茶话会，我一点都不喜欢这样的茶话会！

被负面情绪压得难以承受，对我来说是家常便

---

① mental monkey，指思维不屈不挠、毫无根据地跳跃，犹如一只猿猴。——译者注

饭。有时候，这也是我自己造成的，比如为了追求捉摸不定的快乐，我用千头万绪的事情把自己的生活排满。别人发出的所有邀请我都不会拒绝，以此来证明我可以很"正常"。自我毁灭的按钮就这样彻底地被我摁下去了。如果得不到所需的休息和放松，我会停下来歇一歇。但这个过程并不像电池耗尽电量那样来得悄无声息，而是会伴随着怒吼，之后我会把自己关起来，根据劳累程度的不同，我把自己关起来的时间长短也不一样。只是表面上表现得像个"正常"人会让我在茶话会时间崩溃。

发生在我身上的远远不止以上列出来的这些，这些只是我大多数时候的状态。那么，海泳能让我摆脱焦虑和抑郁吗？

作为一种消遣，海泳是能给人快乐的。你无须绞尽脑汁地去想如何获得快乐或兴高采烈的感觉，大海就是你快乐的源泉。我每周和一群泳友一起游几次泳，我们在海水里嬉戏打闹。就像孩子一样玩耍。我们像一个社区共同体一样彼此联系，开怀大笑。即使在最阴冷的日子里，我也从不后悔去游泳，而且我总是会受到热情的欢迎。游泳后的兴奋感可以持续好几个小时，因为我知道大海一直在那里，我可以源源不断地从中获得快乐，这让我振奋了起来。

当我在海里时，脑子里无休止的消极对话消失了。海水占据了我所有的感官，皮肤能感觉到海水的柔滑，嘴巴能尝到海水的咸味，鼻子能闻到海水的气味，耳朵能听到海水撞击卵石滩的声音，眼睛能看到蓝色的风景。大脑中那只猿猴的声音完全被淹没了。

一次又一次的重复动作让我有空来整理自己的思绪。我以前常常回避正念练习和冥想，因为我担心那样做会让大脑中的猿猴更加肆无忌惮。但我发现其实恰恰相反——在海里的时候我的思想最积极，想法最乐观。大脑中模糊的迷雾都随着海风消散了。

我需要的休息和放松在海滩上能轻松地实现，这样我就不会感到被压得无法承受。因为你不可能把手机带到海里去，所以当你在水下的时候，也不会听到海滩上的手机在响。始终如一的地平线取代了手机里不断变动的图像和吵闹的声音。

我一年四季都会去游泳，哪怕在温度极低的海水中，面对极具挑战的海况。定期让自己处在这样的情境中，我的身体和精神都会暴露在压力之下。进入泛着波浪的冷水中对人的身体和精神来说都是一种考验，但我能应对。我已经适应了应对这种压力，而且这还让我学会处理日常生活的压力。在这样的条件下游泳，我只能关心自己。在那种时候，在那种情况下，我没有空关心其他任何事情。

如果你喜欢一年四季在海里游泳，别人会认为你疯了，而我就是这样的疯子！在海水中的感觉提醒我，我的抑郁和焦虑都只是暂时的，它就像潮水一样有涨有退。海泳给了我重新审视自己的机会，看看下一段旅途是否在地平线那边。

我们生活在一个奇怪的时代，人本来就不是为了这样的时代而生的。于是许多人找到了逃避的方法，以便让自己能够暂时摆脱影响，重新找到生活还有其他可能性的那种感觉。

虽然我的抑郁情绪总是伴随着黑暗时刻，但是海泳给了我片刻安宁，就像在云端一样。我没有选择停留在去感受它，而是选择在每天的日常中去应对它。

现在我已经找到了一个安全的避风港，当海洋狂风暴雨时，我就可以待在那里。

（弗吉尼亚·琼斯）

安全提示：户外游泳有风险，请在有安全保障的水上场所游泳。

练瑜伽：找到舒适感，并轻松地呼吸

我第一次鼓起勇气去上瑜伽课，从进门的那一刻，我就被震惊了，直到上完课的最后一分钟，我才缓过来。在最温和的姿势中，我的心在胸前怦怦直跳，我的呼吸被我的肺和喉咙卡住了，与周围人有节奏的呼吸声形成鲜明的对比。

尽管当时在上课的教室里，我为自己这个新的尝试感到无比焦虑，但当我回家的时候，我感觉很好，甚至充满了力量。我迈出了第一步。我的大脑还在抗拒，一再对我撒谎，说我做得很糟糕，说我看起来很傻。但我能够辨别出这些信息是什么——然后不理会，让它们自然而然地过去。这就是我感到震惊的原因。

对负面想法不要抓着不放，不理会，让它过去，这就是你要做的。

通过几次瑜伽练习，我慢慢学会不颤抖了；学会了如何平稳地走到瑜伽垫上，而不用担心会昏倒；还学会了如何让自己跟着老师的指令呼吸。当我做到这些的时候，我也能听得进去老师的智慧分享：每天都不一样；每个人都需要一些不一样的东西。这意味着，尊重你现在所需要的东西，是很重要的。练瑜伽不是要教你走多远或者让你给自己施加多大的压力。练瑜伽也与你的邻居在做什么没有关系，与他们长什么样没有关系。练瑜伽就是让你在自己正在做的姿势中找到舒适感并能够轻松地呼吸。

有了这样的认识，突然间我自己的一切心理健康问题似乎都可以理解了。很长时间以来，我一直认为，让自己感觉好转的办法就是鞭策自己去做一些对自己有益的事情，或者让自己忽略自己的感受，忽略自己感受到的痛苦或不适感，忽略不安全感，忽略我在自己的生活中多次感觉自己像个冒名顶替者的感受。我们接受的文化教育我们，治愈就是通过参加各种活动，忘记我们的感觉。这样才是强大的。

但心理健康不是一个可以随意开关的阀门，它像一个只有你才知道如何去调节的刻度盘。瑜伽，尽管有一些流行的媒体表现形式，但是它追求的真的不是严格、优雅或漂亮的身形，而是灵活，是在力量和轻松之间找到平衡，是尊重自己的身体、思想和呼吸。瑜伽是一种非竞争性的练习：你不需要尝试做你旁边的人正在做的动作，因为你不是那个人，你不一定需要他所需要的。

此外，你不需要与自己竞争。你永远可以像一周前一样强壮，但是你的身体可能会要求你本周不要达到这个极限。身体可能希望你把注意力转向呼吸。有时候，这才是最难的部分。

练瑜伽也会教你摔跤、跌倒之后，如何重新振作起来，倾听你的身体，告诉你今天是你再次尝试的日子，还是你承认你真正需要休息的日子。除了你自己，没有人能替你做出这些选择。这只是一种练习，而不是例行程序，这一点有充分的理由。

就像我的定期瑜伽练习一样，我的目的就是找到舒适感，尊重我的身体，我每天醒来都是新的一天，都是在心理健康的刻度盘上寻找舒适感的一天。有时候，我热情高涨，有时候则比较冷淡，但是通过观察心理健康状况的变化，我能够为自己提供我当下状态所需的东西。我看见自己，我欣然接受自己当前的状态。当我做不到的时候，我不会把自己逼得太紧，我就在自己力所能及的范围内努力成长。我每天都在学习如何在自己目前的状态下爱自己。

（凯利·詹森）

观鸟：发热的大脑得到了平静

我知道此刻你周围的一切都是灰色的。我知道你感到很沮丧，焦虑正折磨着你的胃，你的大脑也被抑郁情绪占据，它一直在嗡嗡作响。我知道你已经不再期待任何东西了，也很难想象自己能再找到什么令人兴奋的东西了。

但是我知道有一件事情对你有帮助——观鸟。是的，观鸟。让我给你描述一个场景。

假设你在荒野的边缘，在一片林地里。你正沿着一条宽阔的土路走着，路旁有银桦树，两边都是沼泽地。一只身上有巨大斑点的啄木鸟呼啸着从你面前的小径穿过，从你左边飞进了森林。

这时候在你的右边，有一棵枯死的树，树上不知道什么东西在移动，吸引了你的目光。你举起望远镜打算看看是什么。这时，一只两翼有小斑点的啄木鸟完美地出现在你的镜头里，那是一种越来越稀有的罕见小鸟儿，自从你8岁的时候翻开你第一本讲解鸟类的书后，你就一直想看到它。"这边！"你大声喊道。很快，啄木鸟便消失了，但在那一刻，你经历了绝对完美的观鸟体验，那是一种你无法从其他任何地方得到的愉悦感。

这会发生在你身上。不仅仅这个，还有其他像这样的时刻。你只需要到外面去观鸟。通过观鸟，你会发现自己从抑郁的压迫中解脱出来了。你会看到你以前从未见过的鸟儿，了解到更多你以前见过很多次但叫不出名字的鸟。你会遇到很有趣的人，结交新的朋友。你会在家附近找到很棒的地方，在那里你可以躲开你不喜欢的东西，你也可以探索新的东西，你会不断对你发现的东西以及你发现它们的地点感到惊讶。

想想此时你出去散步会发生什么？你会盯着地面，迷失在你的消极想法中，不是吗？但是通过观鸟，你会试着侧头看看周围，抬头看看远处。你会学着欣赏小东西。

让我给你描述另一个场景。

假设你在一个湿地自然保护区，据报道这里有一种奇异的紫色苍鹭。你已经在保护区内找到了紫色苍鹭被发现的位置，你躲在一个隐蔽的地方，俯瞰着一片沼泽。首先引起你注意的是噪音——不和谐的声音。这跟你以前听到过的任何声音都不一样。在温暖的阳光下，有一大片沼泽，青蛙呱呱地叫个不停。然后，躲在兽皮里的一位观鸟伙伴发现了一只从沟里探出头来的苍鹭。多好的一只鸟啊！当然，要是在法国南部的话，它会比在这里更有家的感觉。情绪好的时候，你可以享受一天的时光，在春天的热浪中探索保护区，沐浴在阳光和鸟鸣声中，每一次转身都可以发现不同的物种，欣赏沿着水库墙壁摆动的黄色鹡的耀眼色彩。

你开始意识到此次经历给你带来的好处。你知道你已经在享受专注了，这种专注的状态只有进入大自然后才能获得——一种所有感官都完全沉浸在自然中的体验。这些经历会铭刻在你的记忆中，以后你还会再次回想起来。

你会发现，在一个灰暗的日子里，当你从芦苇丛中走过第一个水闸时，或者当你在公园，突然有一只普通鸸从树上掉下来时，你就会感到精神振奋。你发现自己能够完全沉浸在追寻稀有鸟类或观赏公园里熟悉的鹪鹩或金翅雀中。在那一刻你会忘我，只有从被鸟儿催眠的状态中清醒过来一段时间后，你才能意识到，你刚才完全忘记了自己的烦恼。你发热的大脑在这种宝贵的时刻得到了平静，你负面想法燃起来的熊熊火焰被一些纯粹而快乐的东西扑灭了。这些简单的东西本身并不能治愈你的抑郁和焦虑，但是这些正面的经历和感受叠加起来会慢慢削弱负面的情绪。

现在立马把这样的正面经历融入你的生活似乎是不可能的，但请相信我，你会找到方法的——不只我一个人这样说。你的咨询师也会建议你找时间去做一些你真正喜欢的事情，也许就是我说的这些事情呢。最重要的是，你要意识到这是你需要做的事，是对你有好处的事情。

当你感到生活黑暗无光的时候，你可以把这些事情当作你的武器；当你感到精神萎靡、昏昏欲睡时，它可以带给你活力。或许观鸟本身并不能治愈你，但它能带来兴奋感和快乐——至少能为你的生活带来一点点积极的体验。

（保罗·布鲁克）

唱歌：以一种宣泄的方式表达情感

现在回想起来，几乎过了9年时间，有了两个孩子以后，我才明显地感觉到我患上了抑郁障碍，但当时我对此一点办法都没有。

我没有想过要寻求帮助，我自己也没有想过要尝试做任何事情，甚至没有想过要和任何人谈谈我的感受。这就是像抑郁障碍这样的心理问题真正可怕的地方。它不知不觉地侵入你的身体并将你拖入负面思想和负面行为的恶性循环中，这些负面的思想和行为相互影响，使你一点一点沉下去。再加上你的身体经历了怀孕、分娩和母乳喂养的创伤，你的大脑充满了压力：无法入睡的压力、激素水平变化带来的压力。我很想知道，是否有初为人母的女性没有遭受过产后抑郁的。

早晨醒来时，我会感到沮丧，仿佛我的生活和我经历过的一切都被一个灰色的过滤器过滤了一遍。我把自己从床上拽起来，开始忙着照顾孩子的各种事务，但我感觉却像跟孩子隔绝了一样。我给她喂食，给她换衣服，但却无法享受她的笑容和笑声，当她成长到一个新的阶段时，我也感受不到做母亲的自豪。我避免出去和人见面。我感到非常孤独，并且已经习惯了这种感觉。出去见不太熟悉的人，并不得已跟他们闲聊让我感到难以置信的恐惧。

那我是怎么熬过来的呢？还得从合唱团说起，我为父母发起了一个合唱团，他们可以带孩子参加。

从人类进化的角度来看，与他人一起唱歌甚至要早于语言的使用。这是一种以非语言的方式与他人交流并分享经验的方式，可以让人产生一种归属感，甚至是欢快感。研究表明，当人们一起唱歌的时候，他们的心跳也会变得同步。这表明，这种在一起的感觉不仅仅是分享一种体验——它更是深入了我们的身体。我认为这解释了为什么和别人一起唱歌能够帮助人们战胜我前面描述的那种孤独、孤立和隔绝的感觉。我们甚至能够在不知道对方名字的情况下就可以和他们一起学唱一首歌，感受这深入的、触动心弦的连接。根据我的经验，有了这个分享的体验，我们彼此会感觉更自在，也更容易在对话中产生连接。

对我来说，跟一群人一起唱歌和自己一个人唱歌（比如洗澡的时候唱歌）有很大的不同。很明显，在洗澡时，只有你一个人，你可以尽情放开，但与一群人唱歌的时候还有另一个重要因素：你在听别人唱，同时别人也能听到你唱。我认为这是在合唱团与一群人唱歌最有意义的一点，也是它最重要的一个好处。

我们内心深处的感受和情绪可能很难表达，尤其是当它们是消极情绪或者与我们的期望相反的时候。比如在孩子刚刚出生的时候，人们似乎只被"允许"表达幸福或满足感，而这种喜悦实际上给人带来极大的压力。

唱歌就是一种表达方式，它以一种宣泄的方式表达情感，甚至不必有意识地讲出来。唱歌这件事本身——吸气，然后在呼气的同时根据歌词和旋律发出声音，如此重复——这本身就是一种正念行为。

（露丝·劳特利奇）

陶艺：给了我生命

陶艺救了我的命。嗯，这说起来有点戏剧性。说陶艺给了我生命可能更准确些。我从很多方面来讲都很幸运。在开始学习陶艺之前，我拥有我想要的一切——一个英俊的丈夫，两个漂亮的孩子，住在我喜欢的地方，拥有我自己的房子——但我感到空虚。我感觉自己好像用指甲抓着悬崖吊在悬崖边上，我感到自己的灵魂已死。我一直不开心，总是想哭。作为一名儿童性虐待受害者和青少年强奸受害者，我从记事开始就患有抑郁障碍、焦虑障碍、创伤后应激障碍（PTSD）和各种饮食障碍。我第一次伤害自己是在13岁的时候，我不记得自己有过平静或快乐的感觉。

一年半以前，我突发奇想，决定去上一门陶艺课。我的孩子都在上学，我也从来没有真正意义上上过班，所以我想找点事情做。

我一直觉得自己很有创造力，但从来没有信心去创造。我一直喜欢艺术，我一直喜欢用艺术品做装饰，我一直喜欢组合不同的颜色。

我会把玩具娃娃打扮成朋克摇滚风格，这用别针、黑色布料、黑色记号笔和剪刀就能做。我会把杂志撕碎，然后把它做成拼贴画。我还能用CD盒和注射用的针头做出点睛单品，还会用其他很多"不奇怪，只是有点特别"的东西进行创作。

总有人告诉我："不，你不能从事艺术，因为你不会画画。"我从小天生手抖；这导致我无法始终如一地控制自己的手。我写的每封信字体看起来都不一样，我每次写信看起来都不一样。所以，我不会画画。我感觉自己被蒙蔽了。

直到上了第一节陶艺课，我才意识到，有创造力不仅仅意味着能够画出来一幅受人喜欢的画。要有创造力，就要运用想象力，而想象力是我一直拥有的东西，而且还很丰富。我不知道这是不是为了逃离我艰难的童年，不过我的确在不断地锻炼自己的想象力"肌肉"。我的想象力可以参加一个健身比赛，而且看起来不会格格不入。培养创造力并不一定要从零开始；有了一定的基础之后同样可以培养创造力。

发掘陶土就是一个启示。陶土太不可思议了。它本质上是泥浆，但经过一定的操作和处理，再加上一定的热量，它就可以变成美丽、坚硬且永久的东西。将其覆盖在粉末玻璃中，加热至更高的温度，它会变得平滑、光亮、五颜六色。陶瓷制品无处不在。我们吃饭可以用，喝水可以用，做饭可以用，装饰可以用，还可以用作防护或用于建筑——它们甚至可以用于烫直发。

陶器是艺术品、是化学品，很多时候还是依靠运气的产物。制陶教会你，不管你花了多少时间和精力在一件物品上，都不要过于执着，因为任何一个因素的变化都可能会影响最终结果，导致它破裂或一团糟。你必须学会放下控制欲，顺其自然。

大约一年前，我决定把孩子们的游戏室接管过来——反正它一直都像一个巨大的试验基地一样，干脆我把它变成我的"游戏室"算了。它成了我的"泥房"。我把墙面粉刷成了白色，这样有助于我把注意力集中在我做的东西上。我还安装了一个水槽。我筹集资金建造了一个二手窑，就建在我的车库里，旁边是挡风玻璃清洗刷、成箱的圣诞装饰品、儿童自行车、滑板等。

我在优兔网（YouTube）上观看了无数关于如何使用窑、如何上釉、如何用陶土制作杯子的视频。我加入了许多网络陶艺团体，并从中挖掘信息。我还建立了一个照片墙（Instagram）账户来记录我的进步，并从老牌制陶师那里获得灵感。我自己动手试验。有些试验结果令人惊讶，有些勉强成功，还有一些则是一场彻底的灾难，但每一次试验都是一种体验，不管是好还是坏。

人们常说对于虐待或强奸受害者来说，传统意义上的正念并不总是适合，因为当她们专注于身体的某个部位时，反而有可能会触发她们的痛苦记忆。所以制陶就是适合我的正念。我把自己关在工作室里，播放一个播客或我最喜欢的音乐专辑，全神贯注于自己用手创造的过程。去体验陶土那种黏糊糊的触感（我不想撒谎，我挺喜欢双手接触陶土的感觉），以及它在变干的过程中的触感变化。陶土与时间是赛跑关系，因为它会变干，虽然你确实需要它干燥一点，以便你可以对它进行其他加工。分阶段完成教会了我要有耐心，要慢下来，但同时还要有一些紧迫感。万物都处于平衡之中，正所谓阴阳调和。

在我的工作室，我可以创造我想要的任何东西；这里是我的空间，是我的天堂。我要成为我一直想成为的艺术家。我可以做一些漂亮的东西。看到别人每天都在用我做的东西，会让我很开心，因为我做的这些好看的东西带给了别人开心。我连杯子的底部都会装饰，因为当你用杯子喝水时，你对面的人会看到杯子底部。制陶是我为世界增添色彩和形状的一种方式。我已经戒掉了很多治疗心理健康疾病的药物，虽然我肯定没有被完全治愈。我没有好日子或者坏日子，我只有好的时间段和不好的时间段。现在，当我的精神状态允许的时候，我就和我的孩子们待在一起。即使我每天只在工作室里待半个小时，也能帮我厘清思路。

我在网上以及偶尔举办的手工艺品交易会上出售我的产品。当别人喜欢我的作品时，我会感到很快乐。但我仍然担心我正在做的事情是可怕的；这是一种永恒的自我怀疑，因为多年前我上学的经历告诉我，我不够好。后来一位客户给我发电子邮件，告诉我从我这里买的杯子是他们最喜欢的杯子，是他们有史以来买过的最满意的杯子，这对我来说是一个提高自信心的巨大推动力。

制陶让我为自己感到骄傲；它给了我一个早上愿意从床上爬起来的理由。

它给了我激情。

它给了我生命。

（费利西蒂·雅克·迪瓦尼）

艺术：平息了恐惧

有一天晚上，当你想到"我做不到"时，你正在你的房间里疯狂地找皮带。你觉得你可能会慢慢地昏倒。可你就是找不到皮带，所以你就上床睡觉去了。早上你哭了，但你画了个什么东西。你简单思索片刻，喃喃道，"好吧。如果我死了，我就画不出来这样的东西了"。

抑郁带来了一种新的常态。那就是每一天都得在无法忍受的漫长孤独中度过，陌生人再多的微笑也无法穿透过来。穿上漂亮的衣服，梳好头发，出去遛狗，一个人在街上闲逛，表现得好像跟正常人一样。有时坐在公交车站旁，看到很多让人绝望的、暴力的事情在身边发生——这些就足以把人压垮。

你听音乐，可总是单曲循环，你为自己感到羞愧。你想问周围的空气——那充满了高效的生产者、有才华的创业者，以及勤奋的上班族的呼吸和汗水的浓厚空气，身处其中的人们像幽灵一般从你身边掠过——"我怎么了？我应该去哪里？"

于是，你又回家了。不过你开始学着画画了，而且画得很好。你不喜欢承认自己擅长什么事情——你经常感觉不到你有什么擅长的——但实际上你（要说出来）擅长。

你跟着优兔网上的教程学习，模仿照片墙上你喜欢的草图，学习画画，而且，你意识到自己擅长画画。没有人，也没有任何东西能抢走这种感觉。

镜子中的你逐渐模糊，但当你想画画的时候，那不是一种压垮你的强制力，而是一种欲望。你感受到了多年来从未感受到的东西：自豪感、成就感，以及将颜料和乙醚混合在一起给这个世界带来一些变化而感到的幸福感、喜悦感，明亮而又平静，令人振奋。

你尝试不同的新工具，当你状态不好的时候，是艺术给你机会让你成为现在的样子。这是一个你既不喜欢也不认识的人——安静、专注、孤独——但现在就是这样。艺术平息了你的恐惧，让你变得更坚强，让你不加评判地做自己。你没有疯，你也不胖，你也没有过度敏感，你也不愚蠢；画画的时候你很简单，就用两只手，黑笔，白纸。你很平静。

"我很痛苦"，你在心里告诉自己，"我知道"，你的心里有个低沉的声音说道。但是因为你喜欢画画，它抚慰了你的心。画画的时候你感觉不到痛苦。

艺术疗法就像一个疏通情感的管道——为那些不善于用文字表达他们体验的人提供了一种方式。虽然采用这种表达方式不是你的初衷，但作为人，你是复杂的，同时也是简单的。你的画通常都是对痛苦的表达。比如，可以画一群逃跑的怪物，就像女人心中升起的愤怒；可以画一个黑眼睛的溺水妇女；可以画一个仰卧着的女人，伸出手，用恳求的目光向后凝视；还可以画一个处于黑色剪影中的身影，平静地在波浪下摇摆，被缠绕在一只巨大的有刺水母的卷须中。

在一月份的寒冷夜晚，艺术拯救了你。你觉得你摆脱了所有不好的东西，这是个全新的开始，你生活在自己的国家，在自家的餐桌旁，坐在妈妈买的木制餐椅上，餐椅的后背犹如第二根脊柱一样支撑着你。

"我要借助这个做点什么。"你想。于是你参加了一个竞赛，你开了一家小店，然后打电话向其他插画师寻求意见；你写了一篇关于艺术治疗的文章，文章中接受你采访的人告诉你，艺术治疗的目的不是为了好，而是为了恢复。

"它看起来像不像马不重要，"他们说，"重要的是创作者知道自己创作的是马"。你问自己："什么时候准备工作变得比过程更重要了？"

所以，你停下来了。一天早上醒来，你什么也画不出来。你已经整整一个月没画画了，再不画，一个月就变成两个月了。当你体内的怪兽恳求你一个人待着保持安静的时候，你倾听着它的声音。这个声音已经控制你六个多月了。但有一天，你躺在床上整整一天什么也没做——没画画，没说话，也没看电视——但是你并没有因此而责备自己。

当你收拾行李打算和朋友一起去度假时，看到纸放在那里，于是你开始思考你喜欢的打发闲暇时间的方式。你意识到自己非常强烈地想画画。

度假的第一个晚上，在一座希腊派对岛①上，你放弃了明亮的灯光，拒绝了虚伪的邀请，把酒打翻，和你的朋友安静地画起了画。朋友的快乐和自豪让你感到开心，而且你意识到自己很享受画画时刷子平滑移动的感觉。

度假的时候也有痛苦——总是有同等的痛苦存在。你知道，痛苦将永远在那里。你为曾经的自己感到悲伤，因为曾经的你更喜欢舞池的呼唤，喜欢醉醺醺地和陌生人闲聊，喜欢新鲜事带来的兴奋和喧嚣。

但现在除了更多的眷顾，同情和爱，这种痛苦降临在了你身上。它就像你的心和你的手一样，是你的一部分。

你承认了这种痛苦，并且能够行为自如，不和这种痛苦去斗，而是放过它，让它从你身边溜走。你原谅了自己，放手去做你想做的事，或者你应该做的事。

---

① Greek Party Island，指适合用来常办派对的希腊小岛。——译者注

你想到了你一开始的入门作品，它们跟你现在创作出来的有很大的不同，但你知道每一个作品都是有意义的；每次你画画的时候，你都知道你创作的是"马"。就像你身边那些没画好而被丢掉的画作一样，你也一直处于不断进步中：你的心和你的手永远在学习。

（奥尔纳）

冥想：学会放空

感觉很好。

愿你安好。

愿你幸福。

40年过去了，这些简单的话语已经成了我的口头禅，在我最需要的时候给我的内心带来了愉悦，并为我提供了一个快速解决问题的办法，那就是在事情开始走下坡路的时候赶紧踩刹车，把注意力集中在此刻，并不断练习，不断想象。慢慢地，这种练习和想象让我产生了分享美好事物的想法和内在的连接感，从而极大地改善了我的精神状态。

这种借助口诀的冥想思维是一种影响深远，并被广泛使用的传统技术的简化浓缩。好多年来，慈爱一直是我冥想练习的主要内容，它的全称是"慈悲观"（metta bhavana）。起初它锻炼了我的洞察力，随后进一步提升了我的洞察力，让我意识到，我其实与我身边的一切人和事物都处于连接之中。慈悲练习（开头段落提到的三句话多年来在我遇到难事之时反复使用）的背后则是我多年来坚持专注于自己的呼吸，并且学习和练习太极拳的招式。

我承认，在抑郁期间，这种冥想练习可能不亚于一场战斗，你需要努力静坐5分钟、10分钟或20分钟，或者需要努力协调你的胳膊和腿。但不知怎么的，在抑郁期间通过调整自己的呼吸和肢体，我反而就像永动机一样，渴望进行更多的内心练习。你越是调整自己的呼吸和身体意识，你就越会注意力集中，这会加强你所做事情的积极影响，从而再次提高你做更多事情的欲望。

无论是坐还是站，是静还是动，我的心都与某个固定或始终如一的东西联系在一起，比如前面提到的那12字箴言，或者一系列身体姿势，从而让我活在此时此刻，活在当下。只要能活在当下，那我便不会担心未来，也不会重蹈覆辙，所以我有机会变得（暂时）冷静和镇定。当我做任何冥想活动时，我发现自己总是面带微笑，感觉良好，因为日常生活中的压力和紧张逐渐消失了。

顺便说一句，这种感觉并不是来自只想不做或者担心做不好，而是来自亲身实践并专注实践本身，专注实践表现。瑜伽、普拉提、冥想、太极、气功等，其背后的根源都是呼吸。

学会调节和控制呼吸是通往冥想的大门，从迷幻萨满教到企业正念研讨会也是你能想到的任何传统正念练习的基础。就像一个渔夫专注于他的浮标或鱼钩，随着时间的推移，强烈的注意力会产生一种置身于此的感觉，这种感觉不仅可以带来舒缓感，而且可以带来兴奋感。

要将注意力从困扰我的错综复杂的网络上移开，因为即使对于恢复力很强的人，网络也会让他们感到筋疲力尽。活在此时此刻，活在自己手头正在做的事情中，倾注非凡的专注力，就能带来深度的放松。更重要的是，有了一点经验之后，它还能带来新的活力和能量。当脚下的冰开始裂开，我开始陷入抑郁的冷水中时，我还能坚持做些事情，这让我感到像个奇迹。

焦虑和担忧会让人精疲力竭。随之而来的是身体上的压力，身体上的压力又会干扰睡眠，最后将人压垮。无论是从西方科学还是从传统中医的角度来看，压力的危害都是致命的。冥想，无论是坐着、站着还是动着（比如太极、跑步、瑜伽，或者呼啦圈——活动形式其实并不重要），让我们知道，那些压在我们身上的压力，有形的无形的，身体的心理的，我们都是有能力放下的。而且，把身体上的压力释放了之后，大脑的压力好像也释放出来了，或者也许是反过来的。这真的重要吗？只要它有效。

教冥想的老师有一句话："思考如何不思考。"这才是冥想的真正意义所在——你好像只要存在着就行。坐着、站着、移动，或者只是和你的身心、你的呼吸一起起舞，尝试实现某种合一。

感觉很好。

愿你安好。

愿你幸福。

（查尔斯）

编织：能够整理想法和情绪

编织有一种神奇的力量，能让我重新和自己的身体连接，让我感到踏实。

当我的心理健康状况开始恶化时，我其实已经空虚了很长一段时间。我不再做让我感到快乐的事情，我停止了锻炼、社交以及所有的爱好。早上我挣扎着从床上爬起来，大多数时候，我出门前会有恐慌袭来，工作时努力保持镇定，回家后又瘫倒在床上。我感觉自己好像迷失了自我，没有一个指南针或一张地图来指引我回到安全的地方。

对我来说，抑郁意味着缺乏：缺乏快乐，缺乏活力，缺乏愉悦，缺乏投入，缺乏对自己的同理心，缺乏连接，缺乏动力，等等。我觉得自己只剩下一具精疲力竭的躯壳；我感到很难受，但我不能哭，也不能发泄我内心纠结的情绪。

吃了一周的抗抑郁药后，我和一个朋友共进午餐。饭后，我们路过一家纱线店。架子上和篮子里的线团吸引了我的目光，我被不同亮度、不同纹理和不同颜色的纱线深深地吸引住了。几个月来那是我第一次动用自己的感官，看了又看，摸了又摸，我完全沉浸在那一刻。

那天晚上我整晚都在织毛衣，研究基本的针脚。一年多以来，这种重复动作第一次让我感到宽慰。我全神贯注于一件事情，感受不到压迫感或者困难。我虽然笨拙而缓慢，但我做到了，每一针都是一种成就感。

那个周末，我织了两顶帽子，我为自己感到自豪。现在再去看那两顶帽子，它们看起来做工那么粗糙，针法那么基础，但对我来说，它们仍然代表着进步和成就。能创造出东西的能力战胜了抑郁障碍强加在我身上的挫败感。编织有一股神奇的力量，真的对我很有用。当我无法把自己从床上拉起来穿衣服的时候，我仍然可以做针织。哪怕一针都是进步，一旦开始，我总想织得更多。这让我集中精力，但并不会压垮我。我还能看到切实的进步：我织得越来越快了，成品也越来越平整了，并且随着触摸得越多，看得越多，我越理解纱线的意义。

编织占用了我足够多的注意力，使我能够集中精力活在当下。我的手指感觉到纱线的质地，我的耳朵听到棒针之间触碰发出的咔嗒声，我的眼睛看到织物一点一点变大。移动的针脚使我的心慢慢地平静了下来。对我来说，这样轻柔的重复是有意义的，帮助非常大。如果我的注意力不在棒针上了，那我手底下就会出错，所以针织把我拉回到了此时此刻，让我活在当下。

以前我最好的想法都是在散步的时候产生的，现在编织给了我相似的体验。我的手忙着做织品，但我的大脑能够自由地思考其他的事情。起一行新的头就像转弯；这是一个暂停并巩固的机会。对我来说，编织和散步提供了同类型的反馈回路，让我的身体和大脑连接起来了，我可以将我的想法放慢到可管控的速度，并在需要时激发它们。针织为我提供了一种节奏，让我能够整理我的想法和情绪。

编织也让我对如何看待自己的身体产生了重大的影响，让我想要创造出尊重我的身体，适合我，让我感觉良好的东西。自我厌恶和惩罚的恶性循环已经被打破了。

编织是我为了保持注意力集中而做的事情。不断反复的动作抚慰了我的心，而且用手指操纵针线的感觉真的非常好。编织平息了我的焦虑，当我做针织时，我感到自己能够集中注意力，能够活在当下。而且哪怕我的思绪开始游荡了，也仍然在我可以控制的范围内，不至于压垮我。因为做针织的时候，如果我迷失在自己的思绪中，我手底下就会出错，我的思绪就不得不回到针织上来。

用自己的双手进行创造所带来的成就感让我学会了自我肯定。当我状态不好的时候，我就看着自己织的东西，提醒自己我会做什么。编织给我带来了快乐、灵感和能量，也让我能够反思并发现真实的自我。

如果你正在考虑针织，你可以去你所在地卖纱线的店铺看看，与那里的人聊一聊，或者加入一个你们当地的针织爱好者群。记住，互联网和各种视频网站都是你的朋友；你可以在上面观看别人做针织的视频，并查找正在直播的用户。

金继工艺（Kintsugi）是日本的一种艺术形式，它是用黄金修复破碎的陶器。陶器上的裂缝和疤痕修补后会变得美丽、有趣。我觉得我的纱线对我来说像金继工艺里的金粉修复破碎的陶器一样。纱线把破碎的我黏合起来，让我振作起来。在针织的路上，我变成了一个新的自己，我获得了智慧，也对自己有了同理心。我在培养真实的自我，针织是其中的一部分。对我来说，恢复就是进步。

（尼古拉·罗索尔）

园艺：宁愿躺着憧憬花园，也不愿整夜担心受怕

到9月底，我弟弟肖恩已经去世9个多月了。街上的商店已经开始换上圣诞节的装扮。我突然感觉头顶好像有一片巨大的乌云想要降落在我的背上。我能感受到它的重量，眼泪开始从脸上流下来。我站在那里一动不动大约有10分钟。

在接下来的几天里，哪怕最简单的事情对我来说都是巨大的挑战。从床上起来，穿好衣服，突然间成了一项艰巨的任务，就像爬山那么难。我什么都干不了了，连照顾自己的精力都没有，更不用说照顾孩子了。

丈夫为我预约了医生。医生的办公室里摆满了艺术品、花园的照片和各种艺术家的作品。我发现看医生很难，因为还有很多其他的东西要看。我解释了发生在我身上的事情，包括我现在怎么都下不来床。医生的反应让我震惊。

他说："如果你起不来床，那就不要勉强自己。如果你还没有准备好，那就再给自己一点时间。接纳

自己的状态吧。"这样的建议太让我觉得不可思议
了，因为我希望医生告诉我，你要振作起来！

"你家有花园吗？"他突然问道。"有，但是我
们平时不怎么管它。"然后他给我看了他家花园的照
片，看起来很漂亮。花园正处在最旺盛的花期，但
仍然井然有序。"几年前，我就跟你现在的感觉一
样，"他说，"后来我发现了园艺，一切都变了。你
看，你患了抑郁障碍，我们也可以通过药物帮你治
疗，不过做一些体力活动真的很有帮助。"

起初，我没怎么在意医生的话。我只想吃药，希
望药物能让抑郁障碍神奇地消失。

不过，在接下来的几天里，我完全按照医生说的
做了。如果我想躺在床上，那我就躺在床上。药物发
挥作用似乎要花很长时间，我仍然没有精力去做任何
事。但几周后，我丈夫建议去花草市场买些花草放在
花园里。到了花草市场，我开始与店主交谈，他建议
我们先把土壤打理好了再种植物。

在店主热情的建议和激励下，在接下来的几天，
我开始和丈夫一起挖地。在花园里干活的这段时间，

我汗流浃背，随着内啡肽的释放，我能感觉到自己的情绪开始好转。我越来越喜欢在花园里劳作了。虽然我总是要强迫自己进入花园，但一旦进去了，我就可以感觉到出汗越多，精神就越振奋。

在接下来的几个月里，我为我的花园增添了不同种类的花。我越是做园艺，就越不会忧郁。躺在床上的时候我宁愿为我的花园想新的创意，也不愿整夜睁着眼睛，为我的死亡担惊受怕。我会通过阅读相关书籍来研究植物。因此，随着花园逐渐成型并开花，我自己的心理健康也开始恢复了，我越来越不感到沮丧了。我真的觉得我找到了自己的人生目标，找到了自己真正擅长的东西。

园艺是一种很好的锻炼方式，关于锻炼的益处已经有很多研究证明了，此处就不赘述了。做园艺，你需要起重、弯腰、挖掘、搬运等等，所有这些都可以帮助你排汗。这也比在健身房玩健身器材有趣得多，因为你可以看到结果。合适的锻炼方式也可以作为一种分散注意力的方式，能够让人从滋生抑郁的消极思想循环中解脱出来。

虽然我开始康复了，但我仍然会按要求定期去看医生。而且我看医生的次数越多，我的心情似乎就变化越大。最后一次去看医生，我们大部分时间花在了讨论园艺技巧和分享建议上。

我的故事表明，对于抑郁没有灵丹妙药，恢复健康需要大量时间，采用多管齐下的方法对抗抑郁障碍是至关重要的。我被诊断患有抑郁障碍已经4年多了。现在我穿上园艺靴，戴上手套，打开收音机，去花园里悠然自在地闲逛。没过多久，我就感觉到我的大脑恢复了平衡。除此之外，我还有这些漂亮的东西可以欣赏，我后退了几步，看着我的花园说："我做到了。"

（伊丽莎白·巴斯福德）

写诗：文字让我远离痛苦

我能从抑郁中活下来靠的是诗歌。

当我经历可怕的悲伤、失望和绝望时，用语言表达我的痛苦总是会很有帮助。在笔记本上或者报纸上乱涂乱画，对我来说是一种释放感情的有效方式。以诗歌的形式可以释放痛苦、减轻痛苦。

我十几岁就开始写诗；我的诗充满了焦虑和单恋的痛苦。我二十几岁的时候仍在坚持写诗，从来没有想过诗歌会带给我力量和表达的自由，直到后来一件创伤性的事件永远改变了我的生活。我最小的妹妹希沃恩去世了。她是我最好的朋友，我生命中最珍惜的贵人，也是一位出色的姐妹。她热情、聪明、机智、有趣，而且非常善良。她是那么漂亮的一个人。

希沃恩去世后我就看不进去书了，我无法阅读，这真的影响到我了——因为阅读是给我安慰、让我逃避烦恼的一种消遣方式，所以我转向了唯一一件让我终生保持健康的事情——写诗和读诗。

希沃恩走后的第12天，我坐下来，在一个抄写本上写下了我的感受。我没有退缩。通常，我甚至不敢看我在写什么，因为还没等墨水流到笔尖，我的眼泪就掉下来了，但后来我感觉好了一点。写诗能够表达我的痛苦、精神折磨和巨大的损失，让我受益无穷。

有时，我把诗写在日记本上，而不是写在电脑上。我享受手写时的身体动作，我也喜欢随意记下我想法和感受。看到纸上我写的一页一页的文字，这些内容本身对我的控制和影响反而减弱了。然后，当我以读者身份看自己写下来的东西时，就将自己和问题分离开来了，将问题置于它发生的背景之下，它的破坏力也就没那么大了。

以诗歌的形式将悲伤释放到纸上或电脑屏幕上，这本身就是一种传递情感、宣泄痛苦的方式，否则这些情感和痛苦会累积起来，将导致严重的心理健康问题。

我们都需要许多不同形式的支持，与人建立友谊，感受到价值和被爱，并练习拥有更多的同理心。懂得相互表达爱、欣赏和支持让我们体验人性的美好。诗歌可以让我记录自己的记忆和生活经历，无论是快乐的还是悲伤的，无论是改变人生的还是平凡的。

活在这个世界上，我们都需要一种使命感，认识到这一点很重要。当我发现自己可以写好诗歌时，我意识到这是我拥有的最美妙的礼物。我把我的诗发布出来，希望读者会发现并喜欢我的作品。

恢复需要时间，是一个连续变化过程，没有明确的开始或结束。我接受我的感受，因为那是我的，我知道我必须尽我所能处理好它们。

只要我能把感受写出来，我就知道我会没事，因为我知道语言可以治愈一切，在这个美妙的世界上没有其他任何东西能够像语言一样做到这一点。

（洛林）

烹饪：在厨房里获得更多的信心

在抑郁的阵痛中，照顾自己似乎就像自己动手做脑部手术一样不可能。所有那些别人随口就给出的善意建议也是难以做到的。但是有一件自我照顾的事情你已经在做了。你每天都会吃点东西。这是一件很棒的事。这是你自己的生命力在说话。所以听一听，让我们以此为基础继续下去。

幸福感源于我们的内心。或许我们感受幸福用的是我们的心，但其实它真正开始于我们的肠道。我们的肠道也被称为我们的微生物群，研究已经证明这是我们的第二大脑，这些微生物超级聪明，而且肠道本能是真实的。通过喂饱体内的微生物群，我们同时可以实现自己的幸福感。微生物群想要什么？纤维是我们日常饮食中最需要的、摄入却最少的元素。纤维可以滋养我们体内微生物群中的有益细菌。水果、蔬菜、豆类、坚果、种子和全谷物中都富含纤维。这些食物中叶酸、镁、锌和维生素D含量也很高，这些维生素、矿物质和氨基酸都与健康息息相关。这些微量元素作用很大，数量丰富，无须处方即可获得。你要把这些温和的食物想象成乔装打扮的超级英雄。

没错，你哪怕就是出去找个地方吃顿饭也行。吃什么似乎是可以快速而简单地作出决定的，但有可能你吃的东西往往都不是你的微生物群想要的东西。让自己吃好点可以提供更深刻、更丰富的体验。你值得吃好点的。正因为你亲身经历了，所以你知道控制抑郁情绪是需要实实在在付出的。这会很消耗你的能量，有时候度过一天就像是取得了一场重大胜利一样。所以你要奖励自己。

照顾自己，让自己吃得有营养一点，你不需要取得烹饪证书，不需要多么精美的食材，也不需要昂贵的厨房用具或者花大量的时间。你大概只需要15分钟，就能够做出让自己身心愉悦的东西。这有真正的价值，而且比医学治疗便宜。实际上，这也是一种疗法。这叫作烹饪疗法，谷歌可以搜到。

烹饪疗法涉及正念，这是最流行的健康趋势。所以看看吧：你已经在引领潮流了。保持专注的方法各种各样，但我喜欢在厨房和餐桌上就能完成的，因为我们都要吃饭。通常我们不会采用烹饪疗法，特别是在压力大或者悲伤的时候。

我母亲去世后，我父亲很悲伤，独自面对这一切。其间，他什么都吃不下，除了冰激凌。冰激凌甜腻、冰凉又软绵的口感带给他许多安慰。这满足了他那一刻对食物的渴望，但我怕冰激凌会耗尽他的身体和精神。我真希望我能告诉你，我吃了什么。但老实说，那段时光真是太黑暗了，我也不记得我吃了什么。

正念帮我找到了一条出路。它改善了我身体的微生物群，从而改善了我的精神状态。我感到更强壮了，情绪也更稳定了，我也能够做出更好的选择了。我觉得自己更像我想要成为的样子了。如果你像我父亲一样，没能找到合适的食谱，那正念会对你有帮助。

正念在你吃第一口之前就开始了。为自己储备滋养的食物。注意我用的词是滋养，而不是营养。营养的定义一直在变化——医生告诉你的是这样，你最喜欢的养生博主说的又是那样。但是我们每个人都能凭直觉知道被滋养是什么感觉。不光是吃，而是被爱喂养，就好像世界突然变成了一个友善的地方，而且你从中获得了你需要的东西。一顿营养丰富的饭甚至可以让糟糕的一天变得不那么糟糕，它可以让你和你的微生物群快乐。

即使我不能吃东西，我也要做饭。原因之一是做饭能让我近距离亲身体验水果和蔬菜的纯粹美感。我照顾父亲的时候，在给他做饭的过程中，我把柠檬拿在手里感受它的重量，手握它的曲线，花一分钟欣赏它阳光般的颜色，把它拿到我的鼻子跟前吸入它的气味，这瞬间让我充满活力、精神振奋。这似乎是我一天中唯一值得分享的事情，是我能为自己做的唯一积极的事情。你可以叫它烹饪疗法、正念或者玩弄食物，都可以。进厨房时把你所有的感官都带进去吧。

做饭能让我集中注意力，让我脑海里喋喋不休的想法安静下来。这是我放慢速度的最好方式。让它为你带来同样的感受吧——甚至更多。烹饪给了你做主的机会。在家里做的一顿饭能够赋予你自主权，因为你可以选择自己喜欢吃的食物。这也是一种爱的行为，这在抑郁情绪困扰的疯狂日子里是一件好事。这是爱自己，爱你做的食物，爱与你分享美食的人。他们也会用爱回馈你。

让我们一起来试试。准备一盒意大利面，任何形状，任何种类都可以——基本的粗面粉意大利面、无谷蛋白意大利面、全麦意大利面，你喜欢什么都行。只要它能让你高兴，适合你。

现在我们来煮吧。首先，准备一大锅水，烧开，加入一些盐——这是我从一位意大利面点师朋友那里学来的。水沸腾后，加入意大利面，奇迹就发生了。你只需要时不时地搅拌一下，以免面孤零零地没人管。我最喜欢闻煮面时散发出的气味，听着热水在锅里翻滚的声音，感受温柔的蒸汽痒痒地在我脸上散开，让我沉浸温暖和舒适的感受中。

包装袋会给你提供烹饪指导，但那只是指导而已。你要比包装指导上说的时间早几分钟尝尝味道，如果你想要筋道的口感。筋道的意大利面是让人快乐的面条。煮烂的意大利面可能不那么让人快乐，但也是另一种体验。

煮好后，将面条沥干，保留一些煮面的水备

用——这是另一个煮意大利面的窍门。把刚用过的锅洗干净，放回炉子上加热，在锅中放入意大利面，加一勺（约15毫升/人份）橄榄油——刚好够包裹意大利面就行。油加热开始泛光后，加入一些蒜末，一人份用半蒜瓣就够了。把火开小一点，翻炒蒜末，直到蒜表面变得焦黄——我们讲解煮面过程只用了几分钟。加一小把红辣椒片，可以给意大利面增加一点温暖，而且辣椒中含有一种天然的抗炎成分。

现在把意大利面倒回锅里，把所有的东西放在一起翻炒。加入少量煮面的水，翻炒均匀，水中有一些残留的淀粉，受热会发生糊化，与调料一起搅拌就形成了一种酱汁，可以把所有食材都包裹起来，再加盐和胡椒调味。尝尝吧，意大利面不仅会有橄榄油的光泽，还会有一些大蒜和胡椒的味道。

好极了，你做到了。你刚刚做了一个传统的意大利菜。只需要花费一小把原料——比你去餐厅吃要便宜得多——你就能大饱口福，而且成品菜比它的各部分之和更有价值，因为你创造了奇迹。

我父亲还是非常喜欢吃冰激凌。因为冰激凌给他带来了一些安慰，所以我并没有让他戒掉这个嗜好。

但我可以烹任两个人一起吃的饭了，比如意大利面。是的，它的做法如此简单，却又如此令人满意，任何人都可以做到。如果你选择全谷物意大利面（它增加了纤维，记得吗），你体内的微生物群会特别高兴。为了增加营养，我会加一些菠菜，一些明亮的绿叶，像鸟的华丽羽毛。投入几把意大利面在锅里，然后把所有的东西轻轻地搅拌一下。不费任何周折，菠菜和意大利面就融合了。它给人一种非常温和的味道——对讨厌蔬菜的爸爸来说味道可能重一点——但这有助于养活我们的微生物群。你可以尝试添加其他蔬菜或食材，只要是让你喜欢的。这是你的意大利面。

吃什么很重要，怎么吃也一样重要。在我们忙碌的生活中，我们如此心烦意乱或沮丧，以至于吃饭变成了一种机械动作，孤独、无趣。明天你可以站着直接从锅里捞起来吃，今天，把你在烹饪中投入的细心和注意力带到餐桌上。为自己服务，用勺子把意大利面舀到碗里或盘子里。把自己当作一个特别的客人。因为你本来就是。

坐下来，舒服点。不要紧张。关注自己。感受呼吸的节奏。提醒自己你很好，你在照顾自己。花点时间去欣赏你为了这顿饭付出的所有努力和心思。现在开始吃吧。

尝一尝基本的味道有多浓郁，意大利面温和的口感是如何被大蒜、胡椒和盐唤醒的。现在不仅仅是品尝它，还要感受它。把注意力集中在你口中劲道的面条上，丝滑、可口。尽管它很简单，但这一餐却是一次难以置信的体验，一次与你的食物、与你自己交流的机会。如果你能和你爱的人分享，那就更好了。这是一件影响深远的小事。

做一顿家常菜并不能解决世界上所有的问题，但它可以使这些问题变得更容易解决。你会对自己充满爱意。你会让自己的精神和体内的微生物群得到改善。你会在厨房里获得更多的信心。一旦你在厨房或任何地方感到自信，它就会影响到你生活的其他方面。

活在当下，保持清醒的意识并不会占用你一天的时间，它能为你的生活增加更多的维度，丰富你的生活体验，这是一种实践。你做得越多，效果就越好。
你无法控制生活会对你投来什么，也不能知道抑郁情
绪什么时候会来拜访你。

但你永远可以选择滋养自己。这样做有助于加快
驱散抑郁情绪。所以谢谢你自己。任何食谱中的关键
配料都不是陈年香醋或任何你能买到的食材，而是你
倾注其中的努力和心思。怀抱感恩之心可以让你吃的
每一样东西都更加美味，也让你的生活更美好。它
能提升你的能量。你不能输。为了这些，你要好好
吃饭。

（艾伦·卡莱尔）

养狗：让身体彻底放松下来

我从来都意识到自己的身体有多么紧张，直到我带狗去海滩上玩。

我从来都意识到自己脑子里的声音有多大，直到我带狗去沙滩上玩。

我从来都注意到自己的思绪是多么混乱且焦虑，直到我带狗去海滩上玩。

和狗待在沙滩上，仅仅几分钟的时间，我的身体就放松下来了，我的意识告诉我的潜意识，让它暂时隐退，于是焦虑就从我的大脑里完全消失了。

今天阳光灿烂。现在是周日清晨，涨潮才到一半。我住的地方地势平坦，退潮后会留下几百米的沙滩，同时涨潮也非常快。所以今天早上，所有遛狗的人都出去了，沿着宽阔的沙滩、卵石池和在阳光下闪闪发光的流水蜿蜒而行。随后海浪又在12小时内吞没了一切，只留下我们沿着海边的小路行走。

海滩是遛狗的好地方，因为潮汐每次覆盖沙滩都会带来新的气味，所以狗狗们每次来的时候都有新的东西需要探索。这对狗狗来说是极大的刺激。对我来说也一样，风暴意味着海滩处于不断变化的状态，每次我踏上沙滩都能看到新的景色。

在我全职养狗之前，我一直在海边生活了7年多。在我有了狗狗之后的头6个月里，我去海滩的次数比我之前7年加起来去的次数还要多，养狗给我的心情带来的变化简直不可思议。

养狗就像养孩子一样，非常辛苦，但与此同时回报也非常大。区别是，大多数海滨咖啡馆是允许孩子进入的，而带狗狗的我们只能被困在倾盆大雨中，努力舔着咖啡泡沫，否则就会被风吹走！

我深受抑郁障碍折磨。大多数时候，抑郁情绪都还在掌控范围内，但我必须要把自己照顾得很好才能保持这种状态。我必须睡好，必须锻炼身体，必须吃好，还要减轻自己的压力。所有这些都很难做到。然而，对我来说，最难的还是与家人和朋友保持联系。我没事的时候倒没什么问题，但当我抑郁情绪严重的时候，我最不想做的事情就是和人聊天。

在我养狗之前，好几天不见任何人，也不和任何人说话，会让我感觉很快乐。我不接电话，而选择发一条抱歉的短信打发朋友，然后一连几天窝在沙发上。我的状态很差的时候，焦虑和无用感差点把我压垮，以至于想到洗澡和穿衣服这样简单的事情我都觉得太难做到了。

自从我的狗狗尼基塔来了以后，我就只过了一个很可怕的周末。那个周末我为失去的东西而悲伤，感受到了多年来从未感受过的孤独。但我知道如果没有我的狗狗，情况会更糟糕，我需要更长的时间来恢复。

我的狗狗必须要遛。所以我不得不走出家门，来到海滩上。阳光普照，海水波光粼粼。我觉得自己好想蜷成一个球消失掉。这种感觉虽然还没有改变，但我相信它会很快过去，因为你人处在户外。你会意识到世界仍在转动，会觉得你属于这个世界，而不只是把自己封闭起来，在心里自言自语，躲起来不见这个其实很喜欢你的世界，即使你现在日子很艰难，也要毫无理由地喜欢你自己。即使你现在仍然无法进行长时间的交谈，但是当你的狗狗开始和别人家的狗狗追逐玩耍时，你可以和同行遛狗的人哪怕只是草草地打个招呼，或者害羞地微笑一下。尼基塔需要有人陪它散步，调动它的精神，和它一起玩耍，爱它。作为回报，它也会和我一起玩，爱我，让我的头浮出"抑郁的水面"，从心理层面讲，它甚至不知道这一点。

如果你是那种深受抑郁障碍折磨的人，如果你长时间下不了床，如果我是那样的话，我会在有其他人帮我遛狗并且照看家的时候才会养狗，因为狗不是我们的工具，只有当我们和狗狗之间相互给予爱和照顾的时候，养狗才有用。

但是，如果你能负担得起，而且不介意被天鹅绒般的绳子拴住，这意味着你要负起很大的责任，那么我推荐你养一只狗，狗是你生活中非常值得拥有的东西。

（凯特）

缝纫：从抑郁中解脱出来

大家好，我叫苏，我患有双相情感障碍和焦虑障碍，我想告诉你们，缝纫如何改变了我的生活。

在我第一个儿子出生后，我的情绪特别低落，于是周围的人开始关心我，一个朋友建议我参加当地的一个缝纫班，那里可以为我们的孩子提供免费的托儿所。坦白说，因为缝纫班承诺托儿能让我有喘息的机会，所以我就去了。我也没想到自己会彻底地、全心全意地爱上缝纫。

我的朋友努力完成了一个学期的缝纫班学习，而我则坚持了16年。我喜欢缝纫的原因以及它帮到我的地方是我在缝纫班建立的友谊——一群有自己需求的新朋友——我很快就和其中一位女士建立了坚定的友谊，她叫安——她刚丧偶，比我大30岁左右。通过采购缝纫用品并且共同创造新款式，我们变得更加亲密。这一切让我从笼罩的抑郁中解脱了出来，给了我一个除家庭之外的目标。

对我来说，缝纫就只关乎缝纫机。我觉得自己和可爱的缝纫机融为一体了，仅仅是脚踏板旋转的节奏就能让我的思绪平静下来。用自己的手引导自己选择缝制的面料给了我一种使命感，跟着压脚上准确的标记引导面料穿过缝针也能带给我快乐。

每一种缝纫体验都是不同的——面料和缎带的平滑，以及用面料做成的纽扣和安装上去的拉链都给我不同的体验，而且在开始缝纫后不久，让人完全沉浸在手头的工作中。

我缝纫是为了乐趣而不是出于必需，所以我有自由选择我做哪种类型的服装，但不管做哪种总是与面料和机器有关。一台好的缝纫机是值得投资的。

不过，这并不全是缝纫机的魅力。正式开始之前，你需要找好面料，准备好针线，面料要压平并且要采用接口——这一切都需要时间，当你感觉情绪低落或焦虑时，做准备工作的稳定习惯会占据你的大脑和你的双手。

当你感到亢奋或躁狂时，这些准备工作会迫使你放慢快速旋转的思绪，然后开始缝制衣服。一件件地缝制面料，修整并压平缝线，装入拉链，直到最后做完一个成品。无论你做出来的是一件定制的衣服还是一个简单的拉绳包，你拿着它都会感到骄傲。

如今，线上缝纫教学很多，尤其是绗缝，如果你觉得不方便去缝纫班，就没有必要出去。现在，我更喜欢自己缝制作品，但我很感激多年前的那些缝纫课程，也很感激那位老师，他教给我一项有用的、改变我人生的技能。

我很幸运，在家里有一间属于自己的缝纫室，让我能够打开缝纫机，铺开要缝制的布料。不过厨房台面或餐桌也是完全够用的，一开始你真的不需要那么大的空间。有自己专属的缝纫空间是很不错的，在那里你可以放松下来，享受缝纫的乐趣；即使只是在用线和布条做设计，把工作台搞得乱七八糟也完全不必在意。

看看你附近是否有缝纫俱乐部或缝纫班——看看当地卖布料的商店，那里通常有详细的顾客使用须知。如果你正好有一台缝纫机，有些课程允许你带着它在课堂上使用，这样你就有机会摸索缝纫机的特点和功能。无论哪种方式，我推荐一个"样本"——一团好棉花或者一块印花布——在机器上每一针缝一定的长度。这样你有机会判断针脚是否可以缝得更有装饰效果。对我来说，缝纫拯救了我，让我保持神志正常。

（苏·阿诺特）

唱歌：在歌声中找回自己

我无论走到哪里都在唱歌：骑自行车的时候在唱歌，工作时也在唱歌，当然，洗澡时我也在唱歌。但在我27岁生日前的那个夏天，我洗澡的时候并没有唱歌，我哭了，当时我闪过一个世界毁灭的念头。6个月以来，我乐观的、热爱生活的灵魂被一股力量所劫持，这种力量在我所有的想法中占据了主导地位：它就是抑郁。

善良、快乐和乐趣存在于另一个世界，而我和那个世界中间隔着一道上了锁的门。抑郁障碍有一种狡猾的伎俩，把世界上所有坏的东西展现在你面前，隐藏掉所有好的东西，然后还将这种假象描述为真相。我无法理解我周围的人为什么充满喜悦；我觉得他们一定是在自欺欺人。

我艰难地度过了难以忍受的漫长日子，脸上挂着我能记起的最接近微笑的表情。我甚至记不得这27年来我是谁，我得出了一个不可否认的结论：我太糟糕了。

我成了一个情感黑洞，我没有关心过也不会去关心任何事情。我丧失了所有的自信，甚至无法和人交谈。我认为自己不配被爱。

我尝试了各种各样的方法将我的灵魂从抑郁的魔爪中挣脱出来，包括整面墙上贴满用蓝丁胶固定的写着热爱生命的纸条。几个月后，这些纸条已经把墙面上的油漆黏下来了，但它们却丝毫没有改变我的抑郁。但我内心对一项活动的呼声足够大，足以挑战抑郁障碍的侮辱：在合唱团唱歌。

就像记忆被翻搅起来一样，唱歌让我想起我曾经是那么的快乐，那种感觉也是最接近我自己的时候。要不是合唱团在通往幸福世界的大门上打开了一道裂缝的话，我是无法企及幸福的。在合唱团唱歌让光线从那个被遗忘的地方照了进来，我沐浴在它天堂般的阳光里。

合唱团让我踏上了恢复之路；哪怕只是感觉"不糟糕"就已经是个奇迹了，因为它带来了一线希望，让我能够朝着"还可以"的状态前进，这种状态对我来说已经是个令人眩晕的高度了。唱歌是我唯一能一直享受的事情。当时，这种感觉很神奇，但我现在看到，集体演唱的治愈力量是由许多因素构成的；然而，有一个因素贯穿于抑郁的全程，就像一条潜在的底线，那就是：人际关系问题。

在日常生活中，我们可能宁愿面对自助结账机发出"打包区域出现不明物品"的提示，也不愿与收银员互动；我们可能肩膀贴着别人的腋下静静地站在闷热的车厢里，等着这些车厢把我们送到并不友好的城市；我们并不想结识朋友，也因此与身边人从不交流。

你上一次合唱是什么时候？大家为什么而唱？无论是看足球赛的时候还是在婚礼上，在一群人的歌声中加入我们自己的声音，就将我们与周围的人联系了起来，人们在大合唱中因音乐而产生内心的共鸣和深厚的情谊。人们经常在生命中最重要的仪式上一起唱歌。就像按照古老习俗生活的土著部落一样，我们用歌声来纪念生命中的里程碑事件。当我们情绪激动或悲伤的时候，当我们深深地陷入人性的触动之中，体验内心的原始感觉时，我们就会一起歌唱。

人际关系是我们生存的基础。从本质上来说，合唱团属于团队合作，在这里没有木筏和劣质咖啡（但通常有蛋糕）。合唱的作用不止于唱歌本身，它会有更大的贡献。想想在一个房间里，你的声音与其他人的声音相遇，产生了和谐的旋律，让整个空气中弥漫着喜悦，连你的头发都竖立起来了，你的脸上也会露出微笑，想知道这是什么样的感觉，你就必须参与其中，成为其中的一分子。

合唱就是用声音建立一个新世界。这是创造，是用音符、能量、节奏和歌词填满你的大脑，这样抑郁情绪就会被挤压出去。见鬼去吧，抑郁障碍！

合唱也是建立一种终身友谊的过程。合唱团将不同的人聚在一起，追求共同的热爱，而且——几乎每周——都很欢乐。笑是对抗抑郁毒液最有效的解药之一。我们假装自己不喜欢参加热身练习，却常被其中关于音乐的玩笑逗乐，甚至在理解某些小众的音乐解读后发出由衷的欢笑。到处都是富有深义的东西［比如《欢乐满人间》（Mary Poppins）中的棍子和烟囱］。当你意识到自己完全不知道在唱什么时，想努力憋笑却忍不住全身发抖，而这吸引来了房间另一边人的目光。直到最后一次排练的前10分钟，大家还在嚷："天哪，我们还不知道怎么唱。"然后你们在门厅里挤成一团等待上场，那时刻空气中弥漫着浓浓的同伴情谊。当你的朋友第一次独唱时，你会感到无比自豪。

搬家后我去合唱团需要花两个小时，但我一直坚持去。我坚持留在合唱团是因为合唱团中人与人之间的联系和纽带，这些联系和纽带战胜了抑郁情绪，在我抑郁的时候带我前行，在我无精打采的时候让我重新焕发精神。这些联系让我接近了某种东西的核心，那就是我们人类生存的支柱：社群。

当你情绪低落时，忽视手机等自我毁灭的倾向会导致你与家人和朋友的关系更加疏远。当我的自信和自尊处于谷底的时候，"有趣"的事情只会让我感觉更糟糕，因为它们不可避免地会涉及一些暴露我社交技能差的情况。不露面是最明智的选择。而合唱团让我与其他人以及世界联系在了一起。

抑郁让我对自己产生了反感。对于我自己做的每一件事情，我都会找到缺点，我把自己和别人比较，我不断提醒自己我在每件事情上都是废物。而焦虑永远是抑郁障碍最好的朋友，它剥夺了我的注意力，让我连工作所需的最低程度的注意力都没法保持。在工作中，我觉得自己毫无用处。

但在合唱团，我不得不承认我在唱歌方面并不是废物。我擅长唱歌，而且不仅如此，我和合唱团的其他人每周都在进步，我们完成的歌曲越来越多，记住的歌词也越来越多，在与他人保持和谐的人际关系方面我变得更加自信。从本质上讲，进步会带来自信，因为这是你能力的有力证明，即使是抑郁障碍也否认不了。

合唱团是我生命中最珍贵的东西之一。大多数合唱团都是非试听的，只需快速浏览它们的网站你就能了解它们的氛围。如果你有点好奇，哪怕只是一点点，你也可以联系你当地的合唱团，问问是否可以让你参加一次试听。我就是这么做的……那是在10年前（还有一万次咯咯笑）。

合唱团给了我一种成就感，这是其他任何事情都无法做到的。合唱团有把棘手问题化解掉的力量，将主歌和副歌融入令人兴奋的和谐中。自豪感具有改变性的力量，是一种难得的礼物，而抑郁则在想方设法地偷走它。

合唱团可以给你带来安慰，即使在你对未来的展望最黑暗的时候，你也永远有歌声，有合唱团的朋友一起歌唱。

抑郁让我变得沉默且温顺，因为我认为自己是个丑陋的人，我不想被别人看到我的丑陋。而唱歌给了我一个开口大声表达自己的机会。

任何现在正在经历抑郁的人，你都能够微笑，大笑，都能够再次热爱生活。可能参加团体唱歌就是你找回自我的关键。

（乔治娜·伍尔弗雷）

摄制电影：创造性地存在于世界

20岁时，我在大学里经历了一次严重的精神崩溃，此后，我的心理健康问题不断。这其中包括一些更戏剧性的症状，如被医生迷惑地称为"正面"的精神分裂症症状，即幻觉和妄想，伴随的还有"负面"症状，包括瘫痪、抑郁以及动力欠缺。过有意义的生活对大多数人来说是理所应当的，但事实上对于抑郁障碍患者来说过有意义的生活不是一件容易的事。

有几年时间，我是心理健康服务的"常客"，间断性地吃药又停药，曾经长时间住院或者由重病小组照顾。幸运的是，我对自己的经历有了足够的了解，并开始思考长期的计划，即如何创造一种有意义的生活，这种生活要能够与我的经历并行，我的那些经历自我20岁第一次崩溃以来几乎每天都在影响我。

有一次住院时间较长，在此期间有人鼓励我画画，这是我从小就没做过的事。令我惊讶的是，我发现画画让我从负面思想和感情中解脱了出来。在完成本地专科院校的课程后，在我的主治医生的鼓励下，我成功申请到了大学。

　　我在大学的第一天是可怕的一天。到处是看起来超级自信、超级聪明的新同学，我觉得自己几乎连一句话都说不出来。然而，我在那里遇到了一位非常乐意接纳我的朋友，我们现在仍然保持着坚定的友谊。最后，我意识到，我的经历当中所有的疯狂想法和观点都可以融入摄影和电影摄制中。从那以后，我继续从事艺术创作，主要是拍摄短片。我真的相信，从我异常困难的经历中找到意义，摄制电影以及创作艺术品在帮我克服抑郁情绪方面发挥了巨大的作用。

　　把电影摄制作为一种心理健康管理的方式，可能会吓退一部分人。这是因为这个爱好在一些人眼里是昂贵的活动，或者"不适合我这样的人"的活动。然而，我发现制作一部短片并不像人们想象的那么高成本。近些年，几乎所有的剧情片都可以在手机上完成拍摄的，相关新技术的诞生也意味着电影的摄制比以往任何时候都更容易、更便宜。

　　同样，一些最具创意的电影也是由资源很少的人或者没什么资源的人制作完成的。因为没有资源的时候，你解决问题或者设计特效时就会不得不追求创新，而这些创新在传统的，由制片厂制作的大预算电影中是永远不会出现的。我制作的一部电影以锡纸湖为特色，这部电影效果出人意料得好，比租用游泳池或者花哨的拍摄场景有趣得多。

以这种方式使用媒介既实用，又简单，而且在没有预算的情况下，制作一部电影所带来的一些怪癖和小故障可能会导致整体视觉效果比最新的好莱坞大片有趣得多，创意也丰富得多。

将电影制作用于帮助心理健康管理还有一个优势就是，你可以讲述属于自己的故事。故事有强大的力量：讲得好，故事就可以促进我们的日常生活，讲不好则会阻碍我们的日常生活。

想想应该如何讲故事，讲故事对我们看待自己或他人，以及我们与世界的关系有什么样的促进作用。跟心理健康状况有关的一些故事可能非常愚蠢，对那些经历心理健康问题的人毫无帮助，只是让陈词滥调、污名和偏见永久化，但是有些讲得好的故事则可能强化或者挑战陈规观念。

　　传统的电影制作并不总是吸引人，因为它讲述的故事似乎与我的经历无关。每件事都解释得很清楚，但有时候与我体验到的生活方式并没有什么关系。仍然有一些特别荒谬的关于心理障碍的描述，它们根本不能代表真实的经历。它们让有心理健康问题的人看起来像其他星球来的怪人而不是人类。

　　当我身体不舒服时，我发现很难在电影院或电视上看很多电影。部分原因是我觉得那些电影太公式化了，或者太陈词滥调了，还有部分原因是我在视觉和听觉上出现的幻觉有时使我很难集中注意力或长时间静坐。我经常看几分钟就走出了电影院。然而，这并不妨碍我制作自己的电影；我不需要看或者听很多东西，也不需要从其他电影中了解如何讲故事。甚至我发现，从其他电影中看到的陈词滥调或者胡说八道反而限制了我的思维空间，而不是帮我更好地理解人性。

　　制作属于自己的电影可以帮我引入看待事物的新视角，或者帮我创造出不同寻常的故事，也为我提供了一个表达自己想法的出口，如果不是制作电影，可能我的这些想法就被忽略了，而拍摄电影则赋予了它们价值。

我发现让这些想法和观点通过我的创造性工作表达出来而不是堵塞在我的大脑里，是一件令人满意的事情。制作电影是一种排解想法的好办法，当一直困扰我的想法或观点以一种富有成效的、创造性的方式释放出来或者发挥作用的时候，我会倍感轻松。电影制作也让我掌握了讲故事的方式，让我成为自己故事的创作者，而不是一直听相同的人用相同的公式来讲故事。拍摄电影对我的心理健康也有帮助，因为我拍的电影类型让我能够以新的方式看待事物，这也给了我一个很好的与他人共事并建立联系的机会。

现在我拍摄电影的时候，和一群演员以及工作人员一起合作。但你真的不需要任何特别精心准备的东西才能讲述一个故事。你几乎不需要任何装备或演员就可以拍电影。通过基本的定格动画，拍摄日常事件或使用现有的镜头，你仍然可以制作出真正伟大的作品。学习制作电影需要大量的付出和时间，需要做大量努力和研究，但这个过程能给人带来非常大的满足感。

摄制电影是一个奇妙的过程，因为它让我能够以一种创造性的方式存在于这个世界上。我现在看待事物比以前的满意度更高，因为我发现了这种创造性的方式，来与他人建立有意义的联系。

（爱丽丝·埃文斯）

冥想：控制我对情绪的反应

很不幸，正念和冥想已经成为一种流行文化的陈词滥调，但对我来说，它们改变了我。像许多一生都在努力与抑郁做斗争的人一样，我从童年早期就经历了一连串似乎无穷无尽的创伤。但现在，汲起一些来之不易的教训后，我觉得我有所进步了。

两年前，我做出了一个连我自己都不太确定的重大决定——（一步一步地）停用抗抑郁药。这个决定并不适合每一个人，但对我来说是必须做的。在那段时间里，我开始充满热情地感受我已经忘记的情绪，包括幸福的喜悦、普通的满足感以及彻底的恐惧和悲伤。

为了管理恐惧感，以及摆脱离开我的伴侣后独自一个人生活的担忧，我开始做正念和冥想练习。很明显，我唯一能做好的就是控制我对情绪的反应。

我学会了温和地处理巨大的情绪和可怕的恐惧，而不会让它们变成极端的焦虑或危险的抑郁。我坚持每天练习冥想，其中有很多次，我把冥想作为我在波涛汹涌的不确定性和恐惧海洋中的救生圈。抑郁和恐惧要得到缓解需要时间和努力，但是最终会实现。浮标能让我平静下来，直到我感到深沉、宁静和坚定，就像大海一样拥抱着我。我平静地恢复到了我可以控制的范围内。

冥想和正念并不能保证或阻止海啸，也无法使我们避免跌入生活不可捉摸的混乱中。然而，它能让我确信，我可以应付——以一种不可思议的方式——至少在一段时间内。

（凯西·努南）

骑行：在路上感受活在此时此地

前几天，我和一位教练约好，几个月后让他指导我的学习。那天，他问了我一个问题，那个问题伴随了我一整天。他问我在经历抑郁的时候，是如何在没有任何人帮助的情况下让自己精力充沛，保持动力的？现在我可以很容易地回答这个问题：骑行！

以前这对我来说并不容易。我精神上和身体上都承受着巨大的痛苦，精疲力竭，好几个月都下不了床。我不断地问自己：怎样才能走出这种绝望的境地？治疗师建议我每天至少出去散步一次。所以我给自己定了一个目标，至少每天出去玩22分钟。这从精神上来说也是一种挑战，但我有一整天的时间做准备。这个方法开始起作用了。当我出门时，我意识到外面有我最喜欢的鸟（矶鹬和翠鸟），我想每天都看到它们。我慢慢地进步了，开始欣赏自己所做的每一件小事。有一天，我在电视上看环法自行车比赛，赢得比赛的冠军在一年前也拿了冠军，而且那场比赛我也在现场。我把这件事情当作一个提醒，拿出蒙灰的山地自行车，骑了一小段路程。我想既然我能走路，那一定也能骑车。

第一次骑行（差不多是两年前的事了）的体验非常棒，我至今记忆犹新，于是我决定给自己设定一个新的目标，让自己保持动力：在两个月之内完成我的第一次高山穿越。我现在有事情要关注了。

我仍然会感觉累，但我用了对待散步同样的方法。我接受了自己的疲惫，休息了一下，下午我仍在为即将到来的旅程做思想准备。

第一次通过高山通道的那天，我真的为自己感到骄傲。我开始使用一个自行车应用程序记录我的进度。看着自己骑车的记录结果对我很有帮助。但我需要定一个新的目标让自己坚持下去。为了参加来年春天自行车俱乐部的晚间骑行活动，我要保持身体健康，所以冬天我也一直在坚持骑车。其他人都比我骑得快很多，但定期的训练让我强壮了很多。

我的下一个大目标是冒险参加环法自行车赛，并观看比赛。我一步一步地实现了这两个目标，往后我的目标也变得越来越大。通过骑车并给自己设定目标，我发现我可以更好地掌控自己的心理健康状况。有时候，负面的想法仍然会出现，但我会重新集中注意力，看看自己钉在墙上的目标，我要么上网查我定的这些目标，要么计划我的下一次骑行。

当我坐在自行车上，做第一次蹬踏动作时，我的负面情绪消失了。我开始感受自己和周围的环境。我的腿今天感觉怎么样？风吹在我的皮肤上感觉如何？我的大脑开始忙于观察我周围的美景或者倾听鸟的叫声。大自然有很多小惊喜，你可以看到每个季节大大小小的变化。我主要关注的是过程。根据每天不同的目标，我要注意速度、心率、节奏、路线和有效的踏板动作。有时候我试着骑得很猛，有时候我只是活动一下腿脚，享受这一天。我骑车出去甚至故意迷路，因为重新找定位会让我的大脑集中注意力。

在路上疾驰的时候，我活在此时此地。既不担忧让我焦虑的未来，也不沉浸在过去的痛苦和抑郁中，在我骑行的过程中抑郁情绪不值得一提。骑完后我的肌肉感觉非常好，我觉得很放松，这有助于我入睡。我外出骑行的次数越多，就越能保持这种平静的状态，我的大脑就越配合我的日常生活。

现在，我每次骑行都会定一个目的。要么是为了参加比赛健身，要么是为了一次难忘的长途艰苦骑行。当我骑自行车的时候，消极抑郁的想法很少出现。骑自行车是我应对抑郁的关键。它给了我自信，教会了我另一种思维方式。

（法蒂玛）

登山：学会信任自己和周围人

在我感到焦虑和抑郁的最黑暗的日子里，我感受不到爱，觉得自己是一个负担，觉得自己没有价值，觉得别人都不需要我，觉得没有我世界会更美好。而且，我还无法正常入睡。经历了恐慌发作，并饱受自我憎恨之苦，我唯一看到的是无尽的黑暗。

14年后，我在一个更好的地方写下了这篇文章。在我康复的过程中，我从运动中以及山里找到了最多的慰藉。登山不仅教会我做原始的自己；它还给了我更多，帮助我管理心理障碍。

登山帮我克服了惊恐障碍。

反复惊恐发作导致我从大学退学，因此，我觉得自己很失败。尽管我认为情况不会变得更糟，我却因为害怕生病或者再次发作而把自己锁在房间里。我的脑海里充斥着各种"假设"的场景。我堕落到人生的最低点，整个人被黑暗吞没。

因为治疗需要，我曾表达过我爬山的想法。我的作业之一就是让自己逐渐接触这种情境，一点点脱敏。经过几个月的准备，"迎战"英格兰湖区的格里斯代尔派克（Grisedale Pike）步道成为我治疗惊恐障碍的突破性作业。我至今还记得这件事，就像昨天发生的一样历历在目。

那天的云是深灰色混合浅灰色。在我攀登到山顶前的最后一段，突然"砰"的一声，那个鬼鬼祟祟的"小妖精"出现了。它的手掐着我的喉咙，搅动着我胃里的东西，在我的心上打鼓，用鸡毛掸子在我的脑海里刷来刷去，让我的思绪变得模糊不清。鸟鸣声和女友的声音似乎很遥远。什么东西能同时做到所有这些事情呢？我吓呆了。恐慌攫住了我。

在阵阵恐惧中，一个想法从黑暗中浮现出来："我已经走了这么远，我不想让恐慌主宰我的生活。"我记得我的治疗师说过："恐慌会达到顶峰，然后过去。"我只想离开现在的场地，离开这座山，回到车里。我想回到让我感觉安全的地方。

我不得不强迫自己战胜逃跑的本能。

我双手捂着脸坐下来，等待着。确定可以了，恐慌开始消退了，我再一次听到了我周围的鸟叫声和女朋友的声音。我转过身，急忙继续向上面攀登。我做到了。恐慌侵袭了我，但我一直等到它百无聊赖，最后悻悻走开。它没有打败我。

这是我进入山区生活之旅的开始。

信任很重要。在山里，你要相信你自己，相信你的团队和你的设备。在我的一生中，有很多充满挑战和创伤的时刻。比如，我被一个同伴打了，他用狩猎用的弹弓射出一粒滚珠，滚珠打中了我的头。医生说如果滚珠打中的是我的太阳穴或眼睛，我可能就丧命了。我在不同的场合，遭到过性侵犯、操纵和欺骗。幸运的是，我有一个充满爱的家庭。但无论如何，我很难相信任何人。我总是高度警惕，这加剧了我的焦虑；我凡事总是往最坏的方面想，我不想麻烦任何人，只想靠自己。

登山需要你学会相信许多不同的东西。

首先你要学会信任你的装备。我的靴子可靠吗？我的背包防水吗？我的爬马具、钩子和绳子能承受我的重量吗？

然后就是直接关于人的因素了。我的队友或向导是否能够安全地带领我上下山？或者，万一发生雪崩，他们能找到我并把我挖出来吗？我相信自己有能力做到同样的事吗？

从对技术要求较低的领域开始，慢慢积累经验是至关重要的。随着时间的推移，你会发现人是可以信任的。现在我拥有一群精选过的人，在山里我敢把我的生命托付给他们。

一旦我克服了信任和恐慌的问题，练习正念就变得容易多了。

正念和专注

焦虑和抑郁结合在一起简直就是制造精神恐慌的大师。集中注意力会变得异常困难；思想总是分散在其他地方。其实，当你为一场冒险整理行装，研究并规划路线，聆听鸟儿啾啾、河水流淌声、钢索上的"叮当"声或滑雪板在雪地里刮过的声音时，焦虑和抑郁就很难结合在一起，也不会让你的大脑纠结于消极的事情。

登山能让你专注于你正在做的事情，能极大地缓解焦虑和抑郁。关注你周围的事物和感觉有助于你练习专注力并减少焦虑。

自尊

抑郁障碍很容易让我觉得自己毫无价值，感觉好像别人恨我是因为我恨自己。焦虑会让我沉溺于这些想法中无法自拔，会分析与别人的每一次互动。焦虑会让我质疑："我做得对吗？""我对那个人说了什么冒犯的话吗？""他们一定认为我很可怕或者很丑。"

登山让我明白，哪怕是最原始的我也可以有所成就。登山教会我，我可以与团队成员进行有效的沟通，可以和山建立联系。登山让我看到我可以和团队协作，可以学习新技能，并且有能力运用这些技能。学习这些东西打破了滋生抑郁和焦虑的消极自我信念。

记忆

抑郁和焦虑让我总是盯着自己消极的一面，以及别人对我不好的地方。登山给我创造了一些积极的回忆，当我感觉自己走上黑暗之路时，我可以回顾这些积极的回忆。

解决问题

我的焦虑和抑郁来自过去的创伤事件，这些心理健康问题给我的生活带来了很多困难。当你在山里时，可能会发生一些你意想不到的事情，比如天气的突然变化，雪崩或者滑坡冲坏了一条小路，或者你扭伤了脚踝。当这些情况发生时，你需要使用你所拥有的知识、设备和工具来解决这些问题，或者做出返回的决定。当我尝试登顶失败时，我会问自己为什么，还有什么其他办法。

登山让我学会以合乎逻辑的方式解决问题；焦虑和抑郁情绪经常让你无法做事。你要明白，日子有好有坏很正常。由于焦虑和天气状况，我有几次尝试登顶都失败了。登山让我明白了这样也很正常，我不应该对自己太苛刻。

明白这个道理的过程，我也不是一帆风顺的，惊恐障碍复发过好多次，但多亏了登山，即使复发，也从来没有像我以前经历过的那些最黑暗的日子那样让人沮丧。我能够利用我所学到的知识击碎焦虑和抑郁背后的基础。因此，我能够更快地把自己从情绪黑洞里拉出来。恢复是一小步一小步进行的，所以要对自己有耐心。如果你有去户外的愿望，那就好好规划一下，然后去实现它。我向你保证，一切都会好起来的。最重要的是，做你自己喜欢的事情。

（莎拉）

骑马：看到一个超越抑郁的世界

马的外表有某种对人的内心有益的东西。温斯顿·丘吉尔曾说"马背上没有一分钟是被浪费的"。

丘吉尔这句名言，在马的世界里经常用到，以至于它已经成为任何人试图描述骑马所能带来的自由和快乐绕不过去的选择。很难有人比丘吉尔口才还好，但是作为一个被诊断为抑郁障碍的作家和艺术家，对我来说，分享自己的经历，以及这句话与我的心理健康之间的辛酸关系，很重要。

时隔18年之后，我再次开始骑马，那是我第二个儿子出生以后，我在攻读艺术学位的第二年，我被诊断出患有抑郁障碍，需要住院治疗。我的生活又一次陷入低谷，有两个孩子要照顾，婚姻失败，教学工作繁重，还患上了产后抑郁。我渐渐变得孤僻、内向、不活跃，失去了大量的创作冲动。这些都让我的抑郁持续下去，我感觉我的情况越来越糟了。

当时我妈妈认为我要找点事情做，找点能给我提供新鲜刺激的事情，能让我保持有规律的日常活动和锻炼。我们认真地讨论了养一匹马的事情。尽管我在十几二十岁出头的时候骑过马，但上了艺术学校之后，我觉得自己再也做不到这一点了。养马是很昂贵的，需要很大的投入。这让人发愁，但我觉得必须做出改变，并愿意承担由此带来的风险。在我当时那个状态下，事情真的不能再糟糕了。

我似乎相信适合你的马总能找到你，虽然好马很难找，但幸运的是，一匹名叫旺达的花斑小马出现在了我们面前。从此我们开始了一段持续了7年多的感情。旺达是我认识的最有个性的马之一。她喜欢人的陪伴，并且机灵又有好奇心。有时她是彻头彻尾的主宰者（旺达最清楚），但她也是我骑过的最可靠的马之一。这种可靠感给了我全新的感觉，让我感觉自己换了个人似的，我的生活不再分裂了，也有规律了。在我们把她带回家之前，她的前任主人说："旺达永远会理解你；她会带走你的烦恼，告诉你如何放松，如何对自己保持信心。"这句随口说的话一直留在我的脑海里，可能也是对我们骑马人和马的关系发展的最好总结。

许多养马人每天囿于物主身份——支付账单，保证马的身体健康，克服训练中的小障碍，还要在黑暗寒冷的冬日骑马出去，所以往往很容易忽视养马积极的一面；养马是一种生活方式，一种承诺。如果你有一匹马，这不是一件你随便拿起又放下的东西。养马开始对我的生活产生了积极的影响，让我有了起床、穿好衣服、走出去的动力。

当我进入日常生活状态，有日常活动，有任务要完成，有动物要照顾，我觉得自己的生活有了方向。作为一个一直有"高成就"的人，养马给了我全新的感受。我有了新的、短期的、可实现的目标，与工作无关，也与抚养孩子无关，更多的是一点一点与旺达建立关系，让我有时间和她在一起。

在最初的几个月里，我和旺达大部分时间都外出——虽然走得不远，都在我们家的农场附近。我们一起探索，重新回到那些我从青少年时期就再没去过的地方。与周围环境接触得越多，我就越产生出一种新的冒险欲和求知欲。

做一些简单的探索活动，从高处更仔细地观察自然，让我的思绪慢了下来。我开始欣赏微小的细节，也欣赏"全景"。我开始注意到季节的变化，注意到天气如何影响我和旺达的情绪，注意季节的变化如何反映时间。我的生活变得更刺激，我能够欣赏周围的世界，欣赏我在这个环境中扮演的角色，以及我与环境共享的未来。

我的伴侣也患有抑郁障碍，他曾在回忆他那些低落的日子时对我说："安静是金，但沉默寡言绝对不是。"这引起了我的共鸣。我的大脑非常忙碌，很少安静下来。我喜欢自己的大脑——它奇妙、活泼但同时又让我筋疲力尽，它使我成为一个富有创造力的人。通过提前做计划，规划自己承诺的事情，并思考未来，我发现我能更好地照顾自己了，吃饭也规律了，吃得更健康了，我的心情也保持得很好。

骑马，尤其是独自一人在乡间骑马，给了我清理思绪并进行冥想的机会。马步规律的节奏以及快速奔跑时的兴奋感都对清理思绪或者冥想有帮助。锻炼身体，搬家，还有照顾旺达需要做的事情，比如搬东西、打扫和整理，所有这些都让我的思维变得清晰，这让我能够以一种新的思维方式来看待和理解我的抑郁。当我和马在一起的时候，我能获得最好的"安静"。

但你并不是非要拥有一匹属于自己的马才能获得积极的体验。你当地的马厩也可以提供骑马课程或越野骑行。许多城市小区和组织机构都会提供当志愿者的机会，包括为残疾人服务的慈善机构。即使是在内陆城市也有骑行的机会。哪怕像郊游的时候在田野里观赏美丽的动物这样简单的事情也很有帮助。

骑行让我有机会建立一个强大的支撑网，包括新朋友、马、物理治疗师、私人教练和表演教练。在他们的支持下，我和旺达一起旅行，在全国各地参加竞赛，取得了比我的预想更好的成绩。我和旺达关系越来越密切，我们之间有了强大的信任，我学会了给予信任，我们一起变老，也更有智慧了。

我知道抑郁从来没有离开过我，但我仍然有一些可以称之为"安静的日子"。要完成生活中的所有承诺的事情可能很难，但我发现骑马让我的时间更有条理，让我能够反思、保持冷静、脚踏实地并规划未来。

毫无疑问，骑马让我看到了一个超越抑郁的世界，慢下来探索我是谁、我的自我意识、我生活环境中的一些地方以及大自然的细节和复杂性。

回想丘吉尔和他具有先见之明的观点——"马背上没有一分钟是被浪费的"——尽管我想换种表达方式，提议"在大自然中度过的每一分钟都不会被浪费"。我认为他是从骑马中发现了一些东西的，当我回想自己的经历时，大自然、环境和骑行之间的联系对我管理情绪来说是最关键的。骑马帮助我探索了这一点，这是我每天都会感激的事情。

（妮基）

跑步：驯养"压力"这头"野兽"

一只蝴蝶落在邻居家前花园的佛像上。当我看到蝴蝶用纤细的翅膀扑打着初夏的第一朵花时，我停了下来，呼吸甜美的花香。它给我提供了一个喘口气的好机会，因为我不是自然地走在路上，我在跑步。

3年前，在跑步的过程中我都有停下来不跑的想法，更不要说欣赏周围的景色和气味了，那对我来说完全是想都不敢想的。

因为我和同事报名参加了10公里的赛跑，我开始定期跑步，我不想成为跑得最慢的人。我觉得唯一的解决办法是训练——并且努力训练——不知为什么，在跑步比赛过去后，我仍在继续给自己施加压力去训练。

我戴着耳机埋头跑步，还下载了一个应用程序提醒我每0.5公里加速一次。我开始沉迷于在线查看陌生人的跑步数据，如果我的速度或距离落后于他们，我会立刻觉得自己是个失败者。后来，我偶然遇到了一个专心跑步播客。30分钟内，我对锻炼及其与心理健康的关系的全部理解都发生了变化。

专心跑步就是在你踩着人行道时专注于当下。跑步不是为了健身、减肥或达到一个全新的个人最佳状态，而是要调整你对周围环境的意识，以及与你内心的对话。

对我来说，这意味着在日落的时候注意到光线的变化，享受微风轻拂过皮肤，在跑的时候倾听大自然的声音以及人类生活的声音。没有什么比对这个世界感到惊叹更能让你正确看待问题的了。

专心跑步也意味着在观察到一个消极的想法试图潜入我的意识时——比如说"你不够好"或者"你本应该已经怎么样"的声音——承认这个想法，然后让它飘散在傍晚的空气中。

我天生就是一个规划者，总是担心未来的事情，而不会享受现在。但是跑步让我回到了当下。当我感到心神不宁时，我会重新专注于让我安心的脚步节奏："一二，一二，一二。"

专心跑步并没有把我生活中的压力消除，但它帮我将压力分解开来，把压力这头"野兽"驯服成更容易管理的动物。每个人都有心理健康问题，也都有身体健康问题，这一切都有一个合理的范围。我们会去健身房锻炼或者吃健康食品来保持身体健康，但我们中的许多人却把思想健康当成理所当然。我以前就是这样。但现在，当我感到压力、焦虑或者迷茫时，我会穿上运动鞋跑步。跑步为我的大脑提供了急需的营养，有助于增强心理恢复力，并让我能够更好地应对生活中出现的问题。

我跑步时没有速度的压力，我还与小区的人们建立起了像家人一样的联系；比如我登上山顶时遇到的鼓励自己女儿和我击掌的年轻母亲，还有仅仅因为我对她微笑并祝她早上好，就想拦住我聊天的老人。以前的我根本不会留意这些，而是从他们身边飞奔过去。心理障碍和孤独就像两条缠绕的链条一样，密不可分，而这些简单却让人难忘的人际互动是一件好事。

当然，在你还没尝试的时候，可能觉得专心跑步似乎不那么靠谱，但是大约一年前当我发表了一篇文章后，才发现我远非第一个从跑步中受益的人。很多人联系到我，告诉我抛弃健身跟踪器，专心跑步帮助他们减轻了压力，并最终让他们爱上了锻炼。有个女人甚至说，在她相继失去丈夫和女儿后，专心跑步帮她走出了悲伤。

全球健康产业的价值不断增长。感觉好像广告中每个男人和他的狗都在试图把最新的产品或项目推销给我们，帮我们缓解压力，改善我们的心理健康。而跑步最大的吸引力是什么？是它完全免费。

所以试试吧，你可能会发现我全神贯注地看着一只蝴蝶。

（雷切尔）

冲浪：海浪教会人耐心和适应

我正踏着冲浪板冲浪，跨过浪花，看着那平滑的、晶莹剔透的水面上滴下雨滴，泛起涟漪。9月下旬的空气对水面产生了影响，好像秋天终于来到了。我对海洋母亲的美感到惊奇。

我抬头一看，正好看到一堵1.5米高的水墙向我冲来，我没有时间思考，本能地转过身开始全力以赴地划桨。海浪把我卷起来，我低头滑下来，身体向右倾斜，把滑板右侧的边沿埋入海浪中，我感受到了重力和速度产生的阻力。我面对着海浪上下滑动，仅仅几秒钟，我就融入了海浪中。

在海洋中的时候，时间感与陆地是不同的，我意识到我沉浸在水中的时间已经延长到3个小时。我就是为这几个小时而活着的。在这3个小时中，我很平静。

平静，对我来说不是一件容易实现的事。作为一个长期承受压力和焦虑的人，大多数时候，平静的状态对我来说似乎是遥不可及的目标。但在海里的时候却不是这样，当海洋母亲迎面抱着我的时候我感到很平静。

我一生都饱受焦虑之苦，我冲浪有10年了。在海洋母亲成为我的向导之前，我很难想象自己是如何应对焦虑的。冲浪改变了我的生活，现在我做很多决定的时候都会考虑我怎样或者何时能够到达海滩。现在我听到了海的呼唤，把她的话作为向导，我知道没有比这更好的方法了。

当我踏入潮水线、涉入浅滩的那一刻，我除了思考如何在海水中航行之外，其他什么都不想。我的思绪全都在汹涌的海浪上，一旦离开海浪，我就开始寻找。

为了地平线上的那条黑线，为了那个比地平面高一点的小凸起，有时我什么也看不见，但我的内心深处能感觉到一股向北或向南的力量。我听从那种感觉。在水里的时候我相信自己。

这与我以前的生活形成了鲜明的对比，当时我不断地质疑、过度分析。只要不在海里，其他时候，我都生活在一种无法承受的状态中。一想到去杂货店，我都会流泪。料理家庭事务让我心跳加速。每天尝试在职业上取得成功导致我偏头痛。

一到陆地上，我就很难听从自己的直觉。因为我的直觉一旦告诉我一件事，我的大脑很快就会告诉我另一件与此矛盾的事。然后，我的心脏就出现了情感反应，很快，我就被卷入情绪龙卷风中。这让我精疲力竭，最终导致我倒在地上的水坑里。

但在海里的时候不是这样。活在此刻的我不是这样。我是美人鱼。我属于更广阔的世界的一部分，而不仅仅囿于我自己。我内心的对话很快就被遗忘了，我又回到当下了。

海洋教了我很多，其中最重要的是适应。在海里时我不掌控。有比我本身更伟大的东西在指挥，我只需要根据海洋母亲的情绪作出决定。海浪要么汹涌澎湃，要么像碎玉似的转瞬即逝，我必须学会适应。当我身处海浪中时，我必须根据面临的情况在一秒钟之内决定要采取什么行动。向上还是向下移动。要么用力返回到最汹涌的海浪中，要么尽快赶在它前面，以免它翻滚把我整个吞没。

当我从海浪中滑出去时，我会立马寻找汹涌的潮水和蓝色的海水，以求帮我渡过难关。我自己无法决定我想从哪里划出去。海洋母亲会告诉我方向，她给我指明了一条阻力最小的道路，这样我就能保存精力，将其用在最需要的时候。就这样，海洋成了我的向导。

在变幻莫测的海水中冲浪，我不能只待在一个地方希望波浪神奇地向我涌来，我必须观察并移动到最佳的冲浪位置。当我看到远处有一艘比平常更大的船驶来时，我不得不赶紧让开。我拼命地划着船向更深的水域划去，希望能在巨浪猛烈袭来之前划得足够远。

有时我能成功，有时不能。在不能成功的时候，我必须潜入深水，让海浪落在我身上，然后再浮到水面上，在下一个海浪到来之前快速吸一口气，然后再次潜入深水。偶尔，我也会陷入困境，不得不这样重复做，直到波浪在我头上拍打多次。那只是海洋母亲在提醒我听从她的掌控。

在陆上生活中，我本应该让自己适应我无法控制的情况，我却拼命地想要控制。在接触冲浪之后，我就更容易接受自己无法控制的情况了。我能更从容地迎接计划的变动或者意外的费用。当失望来临时，我发现自己能更平静地接受并继续前进，而不是固执己见，自责或者想太多。

海洋也教会了我耐心。漫长的旅途中，我可能难免着急，但我必须记住，这不是我说了算。有时候，海浪彼此相隔很远——我说的是，比如相隔30分钟——我只能等待。

此外，可能风太大，根本无法冲浪。或者那一周根本没有海浪。在这种时候，我会选择其他运动来强身健体，为下一次冲浪做准备。我必须充分利用这段空当时间。

在陆上生活中，我也有平静的时候，这时候，我发现自己特别容易受到脑海中"仓鼠转轮"的影响。脑子里的"仓鼠"不停地跑，"轮子"不停地转，我除了感到沮丧、烦躁且易怒之外，其他什么也做不了。

在这样的时候，对我有帮助的是，记住，自己可以选择做一些能让自己变得更强大的活动，以便生活节奏加快时能够应对自如。冥想和锻炼是我应对这种沮丧烦躁情绪的关键方法，而且冥想和锻炼也能帮我记住海洋母亲的教训。

最后，海洋母亲常常教我保持谦卑。早上，我冲浪时可能感觉自己正经历着一生中所能体验到的最好的一次冲浪。到了下午，我可能要费很大的劲才能抓住海浪涌来的机会，或者挣扎很久才能停留在海浪中。其实，每当我获得优越感时，很有可能马上就会被打上一记耳光。

当发生这种情况时，尽管我冲浪不顺利，但我知道，我学到了东西，这些东西在下一次同样的情况发生时会对我有帮助。当我发现自己在工作中或在人际关系中犯了错误时，我也会这样去想。我会试着从错误中学习，并将其应用到未来的情境中去。

其实，我一直在提醒自己，不管在陆上生活还是在海里冲浪，如果我从没觉得自己像个十足的怪人，那就意味着我没有尝试任何新的东西，而且可能没有成长。停滞不前并不会让我觉得舒服。

在世界各地，冲浪已经成为一种有用的工具，用于缓解焦虑和抑郁，以及治疗创伤后的应激障碍，并帮助患有各种情绪问题和心理健康疾病的人。如果你受到启发想接触海洋，那么要小心，还要具备一些海洋相关的知识。查找离你最近的老师或学校，参加相关的培训。如果你是女性，我强烈建议你寻找其他女性老师来指导你。

海洋是不可预测的。安全始终是最重要的，冲浪绝对不是一项可以盲目接触的活动。会冲浪的人可能会让冲浪看起来很简单。不过，除了抚养孩子之外，冲浪是我这辈子到目前为止所经历过的最难的事情，但同时也是最值得的事情。

对我来说，冲浪是良药。随着我继续学习并改进，这种药的药效越来越强了。我永远不会停止学习。我会一直听从海洋母亲教我的这些经验。她的智慧让我渡过了难关，因此我觉得我得到了一份礼物。我的感激之情绵延不绝。我走进了海洋母亲的怀抱。

（玛丽尼·古德伊尔）

观鸟：告诉我宇宙不想带来痛苦

谢天谢地，越来越多的人认识到，亲近大自然可以对心理健康产生有益的影响。这是有道理的。欣赏哪怕最不起眼、最普通的物种（比如说一只椋鸟）的纯粹之美也能帮助我们从自我沉迷中摆脱出来，哪怕只是暂时的。

当我们看到一只像燕子一样的鸟，想到它已经绕地球飞了半圈才来到这里的时候，我们会觉得自己属于更广阔天地的一部分，这种感觉让我们超越了自身，跳出了我们自己的烦恼，还有一种世界和季节不断变化的感觉。看到任何一只鸟都会给人一种欢欣鼓舞的感觉，或者给人安慰，或者让人联想到记忆中快乐的时光。

然而，人们对观鸟的过程带来的正面效果讨论得还不够（观鸟是我自己的偏好，当然你可以用"蝴蝶"或"蜻蜓"或任何一种"哺乳动物"来代替这句话中的"鸟"）。

让我解释一下。从表面上看，我们不擅长一个人独处，或者思考重要的人生问题。但是，我怀疑这正是为什么观鸟如此受欢迎的原因之一。

简而言之，观鸟允许我们与自己的思想独处，并花时间整理自己的想法。这样做还有一个好处是，为我们提供了一个走出家门的动力，让我们至少可以做点积极的事情。也许钓鱼仍然是一种非常受欢迎的消遣活动也并非巧合。

我30多岁的时候，经历了一段极度抑郁的时期。这对我来说是一个打击，因为我之前从未遇到这样的情况。尽管从我意识到自己情绪低落的那一刻起，我就怀疑这种压抑情绪已经在一些特殊情境下根深蒂固了（一年前，我的姐姐，35岁因癌症去世），但我还是不知所措，不知如何应对。

经济上的必要需求让我不得不返回工作岗位，工作中我有一定的休息时间。幸运的是，当时的日常工作事务相对稳定，我茫然地度过了几天，机械地做着事，也没有进行太多思考，最后我还是挺过来了。在周末的晚上，我躺在沙发上，无法集中注意力看书，也无法专心看电视，或者做其他任何事情。时间似乎过得既快又慢。有时我会意识到我已经躺了四五个小时了什么也没做；其他时候，时间似乎在下午三点左右就停下来了，固执地拒绝前进。

现在，不可否认，我有足够的时间独自思考，但问题是我无法真正做到这一点。我觉得自己好像面对着一堵高墙，上面堆满了重复的、消极的想法，我不知道该如何克服，要么就是我发现自己的思维完全空白。

这就是观鸟可以起作用的时候了。我小时候就很喜欢鸟，但有好几年没有接触它了，然后在20多岁的时候又重新观鸟。在抑郁来袭之前，我经常在周末或者傍晚时候去观鸟。在我脑海深处的某个地方，有一个声音在唠叨，如果我能带着它出去的话，我又一次可以使用我的双筒望远镜了——哪怕只有一次——它都能带我进入美好的世界。

当时正值春天，鸟类世界的一切都处在移动中，冬季从北极飞到这里来的鸟类开始出发前往北极的繁殖地，从这里飞去南方过冬的鸟类开始从南方的各个地点返回这里。甚至许多我们以为是常住物种的动物也从冬季觅食地区迁移到繁殖地区。

春季的迁移打开了丰富多样的鸟类世界的大门，所以你有可能看到更多种类的鸟。我给自己设定了一个目标。一个非常小又容易实现的目标，但仍然算是一个目标，我会带着寻找一只迁徙的候鸟（一只正在前往繁殖地并经过此地的鸟）的目标出门。

从家里出发，我必须穿过大工业村的中心地带。对我来说，这是最难的。因为我不想见到我认识的任何人，我也不想说话。我不停地挣扎着，想要退缩，转身回家躺在沙发上，在那里，生活虽然空虚但至少是简单的。

但我仍然坚持往前走。当我到达村外陡峭的山顶时，我气喘吁吁，心跳加速，但我很有成就感。我想，我还是继续往前走吧，于是我穿过采石场，来到露出地面的岩石上，来到森林里的绵羊牧场。

我走啊走啊走，除了那些常住此地的鸟儿，什么也没看见。但是一步一步地把脚往前挪动的重复动作带来了情绪上的变化。一个受过医学训练的人可能会告诉我，这是因为我体内产生了内啡肽的缘故，但我认为这比身体释放内啡肽更简单。这更像是让我记起我还活着。不仅仅是还存在于这个世界上，而且还活生生地活着！我记得这就是人应该做的事情。他们走来走去，吸气呼气，他们咒骂着猛烈拍打他们的雨水，就像他们赞美阳光那样猛烈。

我刚准备转身回家，这时我在采石场前面的最后一块牧羊场里看到一道纯白的闪光。我把望远镜对准它，它就在那里——一只原始的雄性麦翁，停在一个小丘上寻找昆虫。它们是过境移民，正是我的目标。我因为实现了一个目标而感到满足，这个目标虽然完全是随机定的，但却是我通过自己的努力实现的。这是几个月以来我第一次感觉到自己做成了一件事情，而没有让抑郁占领我的身体。

那个麦翁是比知更鸟稍大的一只小鸟，身上带有清晰的灰色、黑色、白色和浅黄色斑纹，以及引人注目的白色臀部。它们是夏季最先到达的第一批访客，从3月开始它们就开始迁徙了，一直持续到5月中旬。因为飞往格陵兰甚至加拿大北部的鸟类从撒哈拉以南地区开始出发，要经过英国。任何时候，它们身上都散发着一种健壮的气息，忙碌地活动着，鼓起胸膛对抗着世界，无论到哪里，它们都有事情做。你可以想象为什么在那一刻看到它们会让人感觉特别好。

关于观鸟，我还意识到一点，那就是，它开始帮我走出困住我的低谷，它慢慢地，一步一步地让我相信好运是存在的，哪怕它只是很长时间才出现一次。

那次与麦翁的相遇正是这样。尽管我一直在寻找麦翁可能出现的地方，哪怕在一年中最合适的时候，我也需要一点运气才能碰到麦翁。天气正好。田野里有羊（因为它们吸引昆虫，所以总是很受麦翁的喜欢）。我在那里的时候，人行道上没有遛狗的人经过。我往路两边各观察了5分钟，以为那只鸟可能已经飞到更远的田野里去了，或者被羊群遮住了，或者在我还没看到它的时候它就已经飞走了。但事实并非如此。我们的路径交汇了，时间和空间完全重合了，我看到它了！这虽然是一件小事情，但是对我来说却有重大的意义，因为它提醒我宇宙并不是一股恶意的力量，并不想给我带来痛苦。我脸上带着几个月以来第一次自然流露出来的微笑回来了。

从抑郁中走出来是一个缓慢的过程，我也有几次又重新跌回到抑郁状态，而且时间还挺长。但是观鸟帮我避免再次陷入抑郁，而且保持了好长时间；就算在抑郁不可避免地发作时，观鸟也能与其抗争。

现在我明白了，重要的是观看的过程。当然，鸟本身也发挥了作用，但真正关键的是观看。观看让我们有了思考的时间和空间，也给了我们一个宝贵的锻炼机会，给我们去设定可管理的目标的机会，回报虽小但意义重大，让我们感觉到好运气与坏运气并存且处于平衡中。

观鸟不断地提醒着我，我还活着。

（马特）

去自然开敞的空间：发现美

事情是这样的。

那时候我大概七八岁。有趣的是，当回首往事时，记忆和故事都是变化无常的。我本来也可能5岁。但事情已经发生了；很多我是知道的。我长期生活在我脑子里模糊的记忆中，随着岁月的流逝，这些记忆将变得更加黑暗。我已经活在自己脑海里的阴影中很多年了，我的大脑变得越来越黑暗，我也变得很可怕，无法形容，也不易接近。

我住在伦敦北部花园的下面。花园靠着一条火车铁轨，两者被一道铁丝网隔开。如果没有人注意，我可以爬上去，从带扣的、很朴素的鞋子里把脚趾伸出来，塞进一个很容易爬的正方形网格里。如果天气冷，电线会伤到我的手。我在一半的高度选一个有利位置站着，用手紧紧抓住，身体紧贴着铁丝网，我感到焦虑、兴奋，还有一点惧怕；不是因为高度、攀爬、寒冷或者电线，而是因为大火车随时都可能开过来——当时这对我来说是件可怕的事。但最重要的是，我能看到这次攀爬的原因和目的。远处的地上有树木的剪影，灰蓝色的烟雾缭绕，到处是连绵起伏的田野。越往远处看（或者这是我的想象吗？），我就越能看到山峦，绵延到远方、绵延到更大的空间、更远的距离。这一切的平静、敬畏和广阔，就像香膏一样抚慰着我，拥抱着我，向我讲述着比我自己更广阔的东西，比那些吞噬我的封闭状态更深入、更开阔的东西。封闭是一种幽闭恐惧症，产生于室内令人窒息的时刻。室内，不是一个好地方。

还有这样的事情。

我可爱的教母穿着一身毛皮衣、脸上涂脂抹粉，脚穿高跟鞋出现在圣诞节那天。她有20世纪60年代成熟未婚女性的气质，她会把我裹在厚厚的衣服里，用温暖的口吻对我说话，给我拥抱。她紧紧地拉着我的手，带我向公园走去。就在我们关上身后的大门时，我听到了父母在圣诞节仪式中刺耳的嘈杂声——尖叫声、砰砰声、跺脚声、叫喊声和相互指责声——我们作为勇敢的探险家出发时都把这些抛在身后了。在公园里，树木、绿叶、斜坡和湖岸都会被冰笼罩着，还有金丝般的霜冻，如果我们幸运的话，还能看到一层雪。最棒的是，这里很安静，有广阔的空间，还有树叶的呼吸和脚下树枝的噼啪声。

这一切再一次向我诉说，默默无声地，没有过多言语地向我谈论着超越，超越我的小我，带我进入广阔的空间与安静的状态，进入难能可贵的平静。

还有一件事。

当时我21岁。当时的日子都是在铁丝网、围栏和公园或其他的黑暗中度过。别误会我的意思，这些东西并不至于要了你的命，但是却会让你陷入过度的自我沉溺中，导致你周围的世界越来越小。我就像一头长满刺的豪猪，像一根紧绷着的弹簧，现在终于能够带着同情回首往事，我真想为那时候的自己"松绑"，让当时那个女孩在阳光和温暖中舒展身心，或者对她说一句"没关系"。我的大脑反复上演模糊的逃跑幻想，包括各种形式，有精神上的泯灭也有肉体上的逃离。在上演了一系列其他的长篇故事之后，一天晚上，我逃离到了印度的一个河岸上。晚上，我躺在那里——这是我第一次真正接触到一种超越所有人

理解的广阔，一种开放的、野性的状态，虽然是野性
与未知，但它却深深地吸引了我，提醒我这种状态比
任何东西都重要，它比我所有的琐事都要持久，能让
笼罩着我的黑暗黯然失色，让我的活力更加耀眼。那
种广阔的感觉丝毫不理睬我，不是因为它不在乎，而
是因为它不需要在乎；它超越了所有我操心的事情，
也因此超越了评判和伤害。它做了它本质上应该做的
事情：存在。我被震惊了。也被这种感觉吸引了。这
种感觉一直持续发生，经历了颠簸、波折、骤降、飙
升和陡峭，还有平坦的高原，这些就是躁郁症患者共
同遭遇的生活图景，我逃到自然开放的空间让自己镇
静，并保持这种状态。开放空间为我提供了庇护所，
给我带来兴奋和奇迹。当我的心灵萎缩时，它们撑起
了我广阔的心灵；当我的心灵似乎感觉不到意义时，
它们在不和谐的时间里弹奏出美妙的曲调；当我无法
言语时，它们是灰色烟雾里的色彩；当我除了虚空之
外什么也感觉不到的时候，它们给了我触觉。不过，
主要是，它们谦逊地为我们在这个星球上提供了希
望，反过来说，也为我提供了希望。在这种希望中，

自我虽然没有被根除，但是已经消失了。

当我走在马路上、小径上或者在登山、在山洞里以及营地上时，我会遇到其他人。在大自然的开敞空间里，人显得渺小，人与人相隔也较远，所以当人们向陌生人表达善意和问候的时候，虽是一件小事但却意义重大。有些人用优美的散文描述了他们的邂逅，他们用来描述广阔空间的词语打开了一个广阔的、微风吹拂的或者狂风怒吼的世界，超越了我们自身的小痛苦和有限的空虚。有一整套丰富的文学作品将开敞空间的疗愈力量与孤独和安静联系起来，开敞空间是值得经历的——不需要地图，不需要指南针，也仅需要步行靴。

去哪里没有关系。我很庆幸我曾经在开敞空间旅行过，而且现在依然保持着这个习惯。你不需要走得很远。我从花园里出发，眺望铁路线，走过住宅区和煤气厂，这远远超出了我的想象。我们现在仍然生活在一片开阔的土地上，有树木，有绿色，有广阔的空间，你往往只需要乘坐一趟公共汽车甚至更近的路程就可以享受到开阔的空间。如果我们的野外计划进展顺利，未来的几代人可能会享受到更多的树木、绿植覆盖层以及充满生物多样性的景观。谁知道呢，未来的流浪者甚至可能听到狼的原始叫声。虽然五彩缤纷的颜色、寒冷的霜冻、浓厚的秋意或发霉的夏尘可能不是为你而存在，但不妨花些时间去尝试感受一下它们。在一个比你自己更广大的空间里静静地走着或静静地坐着，虽然会感觉脆弱，但同时也更持久、更强大。哪怕暂时，活着，好好的。正如苏格兰登山家 W.H.默里（W.H. Murray）建议的那样："发现美。寻得平静。"

（奥利维亚）

骑行兜风："说走就走"的简单和愉快

我的自行车是我从姐姐手里买的。我记得姐姐把旧车子给了我，而她又有了一辆更新的、外观更让人难忘的山地自行车，这让我感到很委屈。

当时骑车对我来说似乎有点太麻烦了，因为大约3个月前我患上了严重的抑郁障碍，但我还是开始骑车上下班。我一直沿着城市的主干道走。我不开车。我一生中大部分时间都生活在城市里，从来没有真正有过骑车的需要，也没有时间或者闲情雅致骑着自行车享受大自然。

现在有了自行车，让我有机会享受公共交通以外的领域，享受城市周围乡村深处的车道——无论是在公路上还是在公路外。如果让我说自行车给我的生活带来的最重要的东西是什么，那就是：让我摆脱城市的高强度压力，穿越郊区，拥抱乡村的生机或是落寂。

锻炼也改善了我的睡眠模式。我也变得很少生病了——我觉得这是因为我再也不用挤在繁忙的火车或

公共汽车的狭小空间里了。我们现在仍然喜欢将心理
健康和身体健康分开来谈论，好像它们是相互独立的
一样。其实它们并不是这样，当其中一个状态不好的
时候，对另一个通常有明显的影响。根据我个人的经
验，骑行既有益于身体健康也有益于心理健康。有时
候骑行的积极影响是显而易见的，有时候则没有那么
明显——但这种积极影响确实是存在的。

每当我骑出市区，到达最外环的时候，我都会深
深地吸一口气，我的心随着映入眼帘的自然景色而起
舞。我解脱了，把压力抛在了身后。这才是我。无论
我要去哪里，我都会和我的自行车一起。

骑行的好处在于它简单，不用思考，做就行了。
骑完车后我可以安心入睡，因为骑车付出的体力让人
疲乏。骑车让我在秋冬时节的几个月里，时钟一变，
心情就舒畅起来。骑行从不会治愈心理障碍，但它肯
定会成为一个帮助管理心理障碍的有效工具。

我也很喜欢和其他人一起骑车，分享旅途中的经
历。你们之间的对话也不一定非要听见。如果你和骑
行车友在外面骑车，你们可以骑很长时间不说话。眼

睛到处看看，用手势示意彼此注意坑坑洼洼，或相互提醒注意交通情况，这些可能是你们一起骑车需要做的所有事情。有时候，你们可能会很高兴地并肩闲聊。这一点有重要的意义——当你的注意力集中在其他活动上的时候，谈论更复杂的话题，比如你自己的健康幸福或者不健康不幸福，就会变得自然得多。骑行不是临床治疗，不是对抗，也没有经过安排或者筹划。自行车的移动以及脚踩踏板时身体的动作，让我愿意敞开心扉谈论对我来说有难度的话题，骑行对我来说肯定包含正念元素。我在靠肌肉记忆自动骑行，起伏的坡度、变化的路面、路边的景色……对我来说就像老朋友一样。

尽管在城里骑车必须更加专注，更加注意周围的环境，但是也能带给我们类似的体验。在自行车上，你对自己付出的每一分努力——包括坡度的每一次起伏、逆风前行、自行车的重量、你穿的衣服都有非常清晰的意识。骑在自行车上，当路面地势发生变化的时候，你会通过自行车感受到这种突然的变化。骑行的一个简单乐趣是发现一段新铺设的道路；在我开始定期骑车之前，我从来没有用心欣赏过新鲜的柏油路面！

另一个是速度问题。在新的柏油马路上骑起来会很快。我喜欢下坡路，喜欢开阔的乡村下坡路，在那里我可以以每小时60多公里的速度骑行。当风冲击在你脸上的时候，控制车子匀速行驶会给你一种惊人的感觉，会让你流下眼泪。然而，在城市里骑车的时候，我会采用相反的方法。我鼓励自己要不慌不忙地前进，避免自己卷入默不作声的通勤比赛中，我自己骑我自己的。当我做到这一点的时候，我发现我不那么焦虑了。我知道我会带着一种平衡感到达目的地——如果我一路上都在试图超过其他车友的话，那我就会错过骑车带给我巨大的回报。

骑行的世界是一个多样化的世界，它让每个人都能找到适合自己的东西。想省去乘坐公共交通的钱吗？买辆自行车吧。想在不同的地方骑行穿梭吗？买辆自行车吧。想和你的孩子一起骑车吗？买辆自行车吧。想在城里从一个地方到另一个地方转转吗？骑车可以的。想和其他人一起骑车，或者比赛吗？想少开车并减少碳排放吗？骑车吧。你还不会骑自行车吗？许多地区都有免费的成人自行车技能课程。想多锻炼，但不想去健身房？那就去骑行吧，它既省钱又能健身。骑自行车不能拯救你的生命，但它会让你的生活变得无比美好。

（莎拉·斯特朗）

编织：在平静的体验中认识自己

几年前，我又开始编织了——这是我小时候学的一项技能。如今成年了，我发现它仍然能帮我处理压力和焦虑。自我照顾是恢复心理健康的重要方法。与身体伤害或身体疾病的康复类似，自我照顾会让你学会在康复的道路上善待自己。我通常会把一本小书或者其他资料放在手提包里，这样不管我在哪个地方，需要等待的时候，我就可以抽空读一读，尤其是在等预约医生的时候。我父亲在接受老年痴呆症治疗时，我的压力特别大。在和预约医生见面前，为了让自己平静下来，我会深呼吸、数数或者做针织，所有这些都让我感到更加踏实。

不幸的是，我发现自己又一次被巨大的压力包围，那是我从性虐待创伤中康复的时候。我小时候被一个远房亲戚侵犯。那次创伤是深重的，导致我精神抑郁，让我在成年后成为更多性虐待的受害者。

接受治疗——包括需要经过修复和处理的记忆，触发事件/幻觉重现，还要重新训练我的想法——是非常痛苦的。看到自己的进步——感觉就像是在慢慢地爬坡——让我充满了动力。在这个过程中好好照顾自己——就像我从手术中康复时所做的那样——让我能够善待自己。

自我照顾帮助我意识到自己是值得的、可爱的、坚强的——即使在那些不快乐的日子里。当我花时间照顾自己的时候，本质上我是在向破碎的自我传递一个信息，那就是我值得被爱和被照顾。这些对创伤康复者来说是重要的信息，因为造成创伤的虐待事件给受害者传递了相反的信息：被虐待者是软弱的，不值得被爱，也不可爱。

我还发现，在多种艺术活动（如写作、绘画、摄影、素描等）中都表现出创造性有助于让我感到踏实。但是，编织是我最喜欢的，是我进行创造性努力的动力，能给我带来平静。

在我康复之旅的开始，我参加了当地一家纱线店的课程——"为获得平静而针织"。对我来说那个课程太完美了，因为全班都很自由。我是一个小团体中的一员，每周都和团队成员见面。当我情绪不好的时候，我很少想离开舒适的家，但我有动力每周外出一次并和团队中的人聚在一起做编织。

我们的老师非常擅长教授自我护理以及压力管理。她在带我们散步的过程中指导我们冥想，还从当天发生的事情中挖掘其他能获得平静以及减压的方法。只是体验了一次完整的触摸就让我感到踏实。温暖、柔软的纱线和冰凉、坚硬的棒针形成了鲜明的对比。编织虽然是一件微不足道的小事，但却足以将我的注意力从我自己的烦恼上分散开来。数针数以及不断重复的编织运动帮我找到了自己的中心。我的呼吸也变得更深、更轻松。我们聚集在一起，为慈善事业而编织——当你在生活中寻找立足点的时候，这是一种帮你找到目标感的方法。

但是到目前为止，不管用不用它作为自我照顾的一种方式，我学到的关于编织技术最有趣的事是，使用两根棒针从两边交替移动让我感到平静。这类似于走路时挥动手臂，难怪我感觉更平静了。当我需要额外激励的时候，我还戴上耳机一边编织作品一边听音乐。

为了纪念我的康复之旅，教练建议我织一条"情绪围巾"。这是采用另一种方式衡量——有意的双关语——我在康复方面走了多远。用我最喜欢的蓝色和粉色，我还添加了两种灰色——根据我一天当中的感觉，教练给了我四种颜色让我标记"情绪"。我记录下我将要使用的颜色，以及我一天中大部分时间的感觉。每天晚上，我都会根据自己的感觉织出相应的颜色。我的围巾一开始颜色非常暗。因为我经历了巨大的悲伤和难过。更糟糕的是，我在织围巾时犯了一个巨大的错误。我不仅针数织太多了，而且还织错了边。我怎么会弄成那样子，我不知道。嗯，是的，我确实弄成那样了。这是我一生中最糟糕的一个月。尽管我很想把这乱七八糟的一段扯下来，但我的教练建议我感受它。她提醒我，生活并不完美，每件伟大的艺术品都有瑕疵，通常只有艺术家才能看到。因此，我把这一缺陷称为"地狱之月"，而巨大的错误依然存在。它总是提醒我，我很强大——我可能会犯错误，但我不是由错误定义的，我也不是由我经历的痛苦挣扎定义的。

（林恩·科布）

艺术创作：重新获得生命力

我叫德鲁·沃克，我是一名艺术家，患有强迫症和亚斯伯格综合征。

如果没有我的艺术创作过程作为思考的载体，我有一种感觉——我的生命将走上一条截然不同的道路，那是通向可怕的孤独和无意义的道路。我的父母都是艺术家，父亲当了35年的艺术老师，母亲当了37年的艺术老师，意料之中，我也上过艺术学校。但是经历了突如其来的残酷现实和心理障碍，我不得不离开我生命中的那一段美好时光，离开我的艺术。

找到一个适合自己的自我治愈方式并不容易，但幸运的是，我做到了，因为一个适合我的方式让我发现了自己。随着我在自我康复的路上感觉越来越好——3年来我服用的不同药物、认知行为疗法以及暴露反应预防疗法都使我的认知能力稳定了下来，我突然意识到，在过去的1095天里，我每天都在不同程度地被拯救，因为我在当地的树林里散步，无意间做了一些创作。刚开始的时候我是用枯木和从大自然中捡来的其他东西进行艺术创作。我的治愈之旅正朝着一条不断创作的、持续的、不断延伸的道路迈进，这不管对我自己还是我家人的健康都非常有利。

回想起来，正是在患病的头三年里，不论天气怎么样，我都会和爸爸妈妈用枯木制作想象中的动物，我不假思索地与大自然结成了盟友。通过反复去林地探访以及制作各种各样的小动物，枯木开始呈现出类似运动中的雄鹿的形状和气质了。在病情加剧时期，我每天都要逃离家——家成了我身体和心灵的监狱——我只想待在森林里。我捡起一根根枯木，开始用枯木的形象来表达我是如何尝试重新掌控自己的生活的。把枯木变成了似乎活着的、有生命的雄鹿，也让我重拾了希望。我在想我是如何治愈的，以及我是如何通过赋予死去的木头以意义和生命来恢复我的生活的。最后，我决定在我的房子后面建造一个治愈花园，灵感来自我在树林里的感觉。

当我通过艺术找到了前进的新道路，找到了和其他人一起共度时间的方式，尤其是一起从事艺术创作时，我的思维就打开了，进入一种新的生命过程，那就是在面对心理创伤时，大自然形成了一种周密的安排。对我来说，空虚的空间容易滋生心理问题。如果我对生活没有任何安排，它就会通过消极的方式填补这一空白，成为生活中唯一重要的东西。幸运的是，心理障碍只是给我的生命按了暂停键，而艺术就像是一条连接线，把我和有价值的未来连接了起来。

心理障碍会投下阴影，可能使人一生受影响。但是通过艺术创作——一个合作的过程，我找到了减轻这种阴影的一种方法，并让它逐渐变明亮直到成为一个褪色的轮廓。我不再被我醒着的时候脑子里浮现的想法所束缚。我很幸运能和艺术同在。

艺术成了我对抗心理障碍的方式，而与大自然相处的过程让我恢复了活力；我重新找回了自己的生活。在对抗心理障碍的路上，我就像一个园丁，通过艺术重新获得了生命力。

（沃克）

写作：用文字过滤黑暗，找到慰藉

从我能记事的时候，我就一直饱受焦虑和抑郁的折磨。那时候我才7岁，我对这些笼罩着我生活的一系列可怕症状一无所知，更不知道它们有自己的名字，而且会影响到其他人。

像许多焦虑障碍和抑郁障碍患者一样，我认为我的极度恐惧或抑郁情绪就是我本人的一部分，或者是我所处的环境造成的结果，或者是荷尔蒙、创伤或基因导致的。事实上，我的焦虑和抑郁可能是上述所有因素综合导致的。我在做童年不良经历测试的时候得了8分。我经历过很多创伤性事件，有一些事情就像灵验的诱因一样，能很快让我陷入恐慌。要给心理障碍找到一个清晰的因果，是很有挑战性的一件事，就像任何其他疾病一样。为什么原本健康的人会患上癌症？我们并不总是能找到原因。心理障碍也是如此。

在我7岁的时候，我开始在半夜醒来，然后无法呼吸（这是恐慌症发作，但我当时不知道它的名字），于是我开始写作。我会写一些小书，它们不是日记。

它们完全是虚构的，没有关于我生活的信息。父母不让我告诉任何人家里发生的事情，但我对生活的恐惧需要一个发泄的出口。我讨厌待在自己家里，因为通常我父亲也在家里，谁也不知道他什么时候会爆发，会伤害我们。我记得每个周末我都在倒数计时，直到我回到学校。晚上睡觉的时候，我总是醒着躺在床上，试图透过薄薄的地板听他的声音，判断他是否会杀了我的母亲。强迫的沉默几乎和创伤一样糟糕。家庭生活的动荡，亲眼看到父亲和母亲之间的心理战，以及父亲爆发前他周围空气的变化，这些都需要一个发泄的出口。对我来说，这种发泄方式就是写故事。

从 7 岁到 14 岁之间我写了 7 本书。事后看来，每一本书都为我提供了一个"安全空间"，让我能够处理正在发生的事情。我不能告诉任何人我家里发生了什么，而且家暴在我生活的那个地方非常普遍，即使我告诉了别人，他们似乎也不太可能对我父亲的施虐行为采取任何行动。于是我开始了写作，不是对我亲眼所见的恐怖场景的描述，而是将我自己的可怕经历作为故事中的影子。我写的故事是关于鬼魂、死亡和怪物的。我能识别并说出偶尔难以抗拒的情绪是一种天赋；写作过去是，现在仍然是一种能让我沉思的、转移我注意力的以及赋予我能量的行为。强烈的情感混乱在某种程度上通过写作被秩序化逻辑化。我只知道我喜欢写作，当我写作时我感觉更好，慢慢地我的头脑也会更清晰。

随着年龄的增长，我把诗歌作为一种表达方式。我喜欢讲故事，我也喜欢语言。我一次又一次地爱上了字典，因为从字典中我常常会为自己所经历的事物找到一个对应的词语或一个名字，对其进行定义。当我知道我的痛苦并非只有我一个人遭受时，我感受到了一种难以置信的安慰。我发现了女诗人西尔维娅·普拉斯（Sylvia Plath），就好像现实生活中出现了一个裂痕，让我跨入了一个完全不同的世界，一个认识到我感受的世界。创造性写作促进了陌生人之间的交流，超越了人与人之间的阶级、信仰、肤色，甚至是时代，我对这种交流充满敬畏。

创造性写作的力量让我把它看得比"为正念而写作"更重，两者的区别在于进行写作的目的。这并不是说我总是写诗歌和小说给别人看——我曾经也写过一本日记，里面写满了诗歌，但完全隐藏起来没有给任何人看过，只是为了表达自己而已——而是说我写诗歌和小说是为了创造一种让我和他人产生连接的东西，一种让他人感到自己被看见，感到不那么孤独的东西。这是一种赋能且具有变革意义的实践。这就是我一直保持写作的动力，即使我面对专业写作仍然有很多挑战。

我出版了四部小说和两部诗集；我的作品屡次获奖，某些作品被拍成电视剧和电影，并被翻译成23种语言，但涉及专业写作领域我仍然面临挑战，比如被拒稿在很大程度上是我写作生涯的一部分。

然而，即使我的作品再也无法出版，我也会继续写作。这是因为我写的书仍然是我的"安全空间"。就像我小时候写的小故事一样，我成年后的故事在潜意识中过滤着我生活中发生的一切。我仍然经常对写书时出现的想象力和我潜意识之间的联系感到惊讶。我从未有意直接写下我的生活，但它却常常会出现在我的笔下。

　　在我的作品中，有一些故事情节的例子，事后看来，我可以看到它们为我提供了一种解决问题的方式，利用生活给我的材料，以一种超越情感烦恼，超越杂乱的真实经历的方式叙事，写出来的故事不管开始、中间还是结尾都简洁而有条理。从某些方面来说，我认为我这样做是在为自己创造希望。我提醒自己，不好的经历都会过去，它只是给我提供了一个叙事线索或者情节转折，让它顺其自然地过去吧，它并不能定义我。

　　创造性写作为我提供了一个安全的框架，让我以自己的方式，在属于自己的空间里度过创伤期。我可以自己控制叙事。我能让创伤性事件以不同的形式出现或者发生在角色身上。写一个创伤性事件的发生对我没有吸引力，因为过去发生的事情我无法改变。但在创造性写作中，我可以做任何我想做的事。我可以用喜剧、幻想甚至历史的方式将创伤和幻想融合在一起。我可以转换事实和虚构，我会以巧妙的方式使用自己的记忆，既让读者感到愉悦也让我自己感到愉悦。

当我的心理患病时，我的身体通常也没有任何力气。有时焦虑似乎会激发过多的精力，但肯定不是以好的方式，我被侵入性的负面想法掌控，被（可怕的）焦虑引发的身体反应，比如寒战、胃疼、头痛、心悸、腹泻、失眠等折磨。哪怕是轻微的抑郁和焦虑可能都会导致"困难的小目标"出现。

在这些日子里，我可能没有恐慌发作，也没有感到特别沮丧，但是哪怕是基本的事务执行起来都非常困难。我的身体状况让我连寄信或者发送电子邮件这样的事情都做不了。我变得连家务都没办法做了。出去社交对我来说是一种压力，我通常会取消。我感到好像一切都是错的，我的身体只是机械地对发生的事情做出反应——好像我和世界之间有一个无形的障碍。

焦虑和抑郁导致我觉得"所有事情都很难"，导致我的能量全都转换成负能量，确实已经影响到我的写作了。但也许是因为我以前即使无法自己穿衣服，也要坚持继续写作，因此我知道写作对我的能量水平有什么影响，所以即使在最黑暗的日子里，我通常也能坚持写作。写作以一种其他任何事情都无法做到的方式激发了我的活力。当我写作时，我大脑中负责解决问题和保持理性的那个区域会变得更加警觉，我觉得自己很能干，积极主动，而不是任由自己的情绪摆布。

尽管创造性写作是一种创作活动，但其实很多写作都创造性地运用了大脑中解决问题的理性区域。写一部小说不仅关乎表达和声音，更关乎对称和组织。如果你曾经尝试过写（或者读）一首十四行诗、六字循序诗或田园诗，你会知道诗歌往往对技巧有更高的要求。我会写——并且已经写过——关于创伤事件的诗，并沉浸在诗歌创作形式所需的语言、结构、韵律、节奏和其他元素中，从而将创伤记忆引开。而且，我致力于将创伤转化为艺术，探索其意义，重塑并剖析过去和现在之间的关系。

我想说的是，如果我在没有这些创造性写作框架的情况下写同样的创伤，那我可能会觉得非常困难，会疲惫得让人难以置信，我的情绪可能会跌入谷底；我对创伤的所有记忆都会被触发并重新点燃，没有出口，也没有可以表达的框架。

相反，创造性写作的写作技巧不仅能在认知上让人充满力量，而且经常也让人在身体上充满活力。我相信这一点是因为它带来的技巧将我的注意力转移，让我大脑中负责解决问题的区域更加活跃，而且能够保持相当长时间的理性。创造一些以前不存在的东西是一件令人兴奋的事情。即使正在创作的东西从未出版——作为一名专业作家，我写作时总是把这种可能性考虑在内——但是给一件创造性作品注入生命，让它最终成型，它的存在本身就是一件艺术品，这仍然是一件令人振奋和充满力量的事情。

写一首诗，无论多短，都可以极大地提升一个人的自尊，这种积极的提升可以减少那些无形的思想障碍的限制，让我能够做其他事情。突然间，也许我就能寄出那封信，或者发出那些电子邮件了。写一首诗带来的强烈成就感可能足以让寄信和发电子邮件这样的社交活动成为可能。

其他人经历困难并克服困难的故事通常是鼓舞人心并令人振奋的。当我经历崩溃的时候，我会看一些由经历过极度困难的人写的书。从中我得到了极大的安慰，这给我带来了希望，并提醒我，我正在经历的风暴也会过去。我完全没有想到我自己的创伤经历有一天会有用，但是我康复之后，这些经历的一部分开始渗透到了我的写作中，我觉得把这些东西提供给那些正处在挣扎中的人可能对他们很有价值。

利用个人经历创作一件艺术品，为他人带去一种神奇的、难以描述的正面鼓励：一种原本痛苦的、让人绝望的生活经历后来可能被事实证明是有价值的。这是一个突如其来又意想不到的恩赐，就像你原本以为钱包是空的，结果在里面发现了一张50英镑的钞票一样。这是一个最好的惊喜，很可能创伤已经习惯性地让你觉得惊喜总是令人生厌的，但是看到自己的创伤可以以某种方式创造出意义，创造出美或者智慧，尤其让人感到愉快。

但对于创造性写作而言，创伤最有价值的地方也许是它过滤黑暗的方式。创造性写作体裁所提供的结构——比如诗歌的形式或短篇小说的形式，与小说有很大不同，小说又有其自身的离散结构特征——能使混乱的创伤问题得以组织，使人的思绪逐渐变得清晰并感觉到自己可以控制创伤。以前我常常感到被焦虑困扰，对此我感到非常沮丧——真的是恐惧本身——以至于每当恐慌发作时，我都会强迫自己抓起一支笔和一本笔记本，即使我在乱涂乱写，但记笔记或者做记号的行为也会过滤、净化并逐渐解开像网一样缠绕着我思想的焦虑情绪。

当描述写作对幸福感的价值时，我很不愿意用"宣泄"甚至"治疗"这样的词。创造性写作的好处体现在讲述方法上，当一个人发现新的词汇时，可以在语言中找到慰藉，这些词汇会帮助患者根据自己的疾病重新定位自己，并从创伤和心理障碍中创造出一些有用的东西，也许是美丽的，而且远超过其各部分的总和。

现在我的写作工作仍然在进行。也就是说，我不相信它的全部好处可以在一次体验或者情境中得到。持续练习是最好的，我很久以前就知道写作就是不断重复地写。它肯定会激活大脑中那些参与转化思维的区域，就像肌肉锻炼随着时间会越来越好一样，随着每一次的练习，大脑这些区域的反应也会越来越快，并支持其他肌肉（思维）。

尽管我的潜意识只能在白色屏幕上清晰地表达自己，但有时候我笔下会出现令我吃惊的事情。这一过程既是对恢复和复原能力建设的认知探索，也是艺术探索，我鼓励每个人都去尝试。

写作赋予我力量和启发。

（卡洛琳）

马术：在相互信任中探索自己

我一直知道，我内心有很多东西需要沟通，但我发现，语言似乎永远不足以表达我内心经历的起伏变化。我无法传达自己。

回顾过去，我认为这是导致我从青少年时期心理健康状况就开始下降的一个重要原因——我常常会感到挫败、焦虑又沮丧。我觉得我的想法是不合理的、不受尊重的，并且常常被驳回，因为别人觉得我"太敏感"或"不够直率"。我内化了这些情绪（有时很可怕），得出是我不够好、只能怪我自己的结论。直到最近我才意识到我有一个神经多样性的大脑，我是一个直觉高度敏感的女性，却生活在一个专为"神经标准人"量身定制的文化和社会中。

事后看来，这些内化的情感促使我从小相信动物，特别是马，马能比人类更好地理解我——也许因为我在马身上看到了类似的意识，它们充满了敏感性，它们有自己的沟通语言以及自己的理解。然而，许多人会绕过它们的能力，将它们视为哑巴，并将它们用作满足自己愿望的工具，而不去挖掘学习它们那种语言，或者实实在在地尝试与它们形成独特的沟通方式。也许这就是我从它们对生活的非评判立场中找到平静的原因。不管是什么原因，在马身边的时候我会感到更加自在。

在加利福尼亚长大意味着我了解美国的边境状况，包括土著部落居民与他们的马之间的亲密关系。当时我有自己的阿帕卢萨马（Appaloosa）或者说夸特马（Quarter Horse），所以当我遇到一位富有灵感的美洲土著骑手，了解了他基于人际关系的驯马技巧，并且观看了大约在同一时间上映的电影《马语者》（The Horse Whisperer）后，我自然对整体马术更感兴趣。

我花了18个月的时间在不同的人之间穿梭，却未能找到一个合适的人。后来通过一个朋友，我认识了现在的驯马师简。她从牛仔马术、古典盛装舞步和自然马术中汲取灵感，形成了自己的技术。她不喜欢被贴上特定的标签，因为她认为没有人可以通过特定的风格来比较她、评判她。我通过自己的人际关系发

现，尽管标签能帮你与那些认同你个性中某些特点的
人产生连接（或者有助于你避开那些不认同你个性中
某些特点的人！），但同时标签也有可能阻止那些无
法超越标签、看到标签之外的东西的人，他们看不到
标签的所有可能性。标签会导致异化和疏离，我确实
相信，评判自己，把自己与他人进行比较是人类才有
的现象，而且我们的社会非常擅长强化这样的现象，
而在马的世界中并不存在这样的现象。

简家里有大片长满草的牧场，她的9匹马可以自由
漫步，尽管她确实要照顾这些马的生活，补充它们的
生活所需（比如在冬天提供干草，给马修剪马蹄），
但是她更喜欢让马群尽可能保持自然状态。我几乎完
全从零开始接触她的课程，目前正在学习和完善基础
技术，以便将其应用于马的敏捷性课程。

我想分享我与我现在的驯马师简以及与她的马群
的旅程。与她的每匹马相处对我的个人治疗而言都有
很大的影响。

朱庇特：建立基础很重要

朱庇特是一匹栗色的盎格鲁阿拉伯马。当我走近她时，我会感到非常格格不入，有一股强烈的情绪表明我不愿意妨碍她与简的关系，并从简身边"偷走"她。

这时候简提醒我，我们必须开始，不论从什么地方，所有关系的建立都需要时间——的确，我需要学习那些基本技术来建立一个基础，在这个基础上再建立关系、发展关系。我认识到我和朱庇特不属于这种情况，不过我可以与其他马建立关系，因为每一种关系都是独特且有效的。

澳达丽丝卡：有边界才是健康的

澳达丽丝卡身体结实，它是一匹成年的栗色奥尔登堡马，第一次见她的时候，我发现她有一种坚强而稳定的气质；她用自己的节奏敲打着生活，使生活符合她的步伐。她过着自己的生活；在晚年，她非常满足地生活在她的马戏团里，这正是我尊重她的地方。带着一种安静的女教师的态度，我和她在一起感到非常安全，并迈出了自由工作的第一步。她向我展示了自由的感觉，以及我和其他人在一起时的目标。然而，她总是把事情做得有点过分，我发现她总是突破我的界限，侵占我的个人空间。她从不咄咄逼人，但当我停下来的时候她会走得比我快一点，稍微领先一步。

她确实让我认识到了一些关于边界感的个人问题的重要性：在我的许多人际关系中，我经常说"是"，即使这与我自己的要求完全不同。如果澳达丽丝卡真的走进了我的空间，我会立即后退一步来接纳她，而不是坚持站在我自己的位置上。澳达丽丝卡确实帮助我认识到，在如何说"不"方面，我还有更多的东西要学，那就是如何做到既能够维护自己，又不会成为一个可怕的或招别人讨厌的人，而且还能显示我会照顾自己的感受。

达拉斯："足够好"就是完美

母马达拉斯显得更自信，她是一匹深棕色的夸克马。当我和她在一起时，她似乎想知道为什么我会要求她做一些事情，如果她认为没有理由，她就不会去做。我最终经历了一段心惊肉跳的日子，因为我觉得自己无法与她沟通。我一直要求她移到一边，她似乎不明白；我尝试了不同的方法（加快步调，或者增大力度，或者尝试相反的方法，改变我的方向），但随着我的信心下降，我发出的信号变得更加混乱。她似乎停止了互动。我们一事无成，我的思想立刻陷入了一个让人绝望的负面反馈循环中，即"我不够好""我让事情变得更糟""这都是我的错"……加重了彻底失败的情绪。

反思之后我发现，我真的把自己的自我仇恨投射到了达拉斯身上，并完全根据我过去所处的情况来解读她对我做出的反应。当事情不顺利时，我似乎认为这完全是我自己的错，因此也应该由我负起解决问题的全部责任。当我发现我在强迫达拉斯配合我时，我就回想起以前我被迫遵守那些对我并不起作用的社会规定，但现在，我却在对她做着同样的事。

达拉斯让我意识到，事实上，我不需要假装改变自己以满足别人的期望。我一生都会犯错误，如果说因为我不完美，所以说我不值得与他人相处，那这对我自己是不公平的。人们喜欢我所有的情绪状态，只因为我是我。我们都有故事和过去，尽管我们之间存在差异，但我们仍然可以找到彼此合作的方式。

埃舍尔：信任自己，也相信他人

埃舍尔是团队中最保守、最体贴、最敏感的马。她是一匹黑海湾的夸克马，从不接受任何人的胡言乱语，很快就抛弃了一个不尊重她安静的生活方式的人。就选择和什么样的人相处而言，埃舍尔的个性比其他马更挑剔。因为了解这一点，所以当她开始与我一起散步时，真的提升了我的自信心。这坚定了我最初的感觉，即她想与我建立联系和纽带。

这与我自己的自信有关。我经常质疑为什么有人会想和我一起出去玩。一想到过去，我就常常觉得自己不合群。埃舍尔还告诉我，我所建立的每一种关系都能丰富我与他人交际的经历，并教会我如何带着同理心去对待其他性格类型的人。我意识到我珍视所有的关系，所以我不能恨我自己，这对我来说是一个很重要的发现！

霍比特人：坚韧和强壮

在我接下来的旅程中，达特穆尔矮种马出现了——我称之为"霍比特人"的四匹年幼的马聚集在荒野上。我发现它们身上散发着一种强烈的自我实现感，因此我感觉到了一种很强的韧劲和健壮感——它们知道自己是谁，而且精神健全。没有什么能改变它们的气质；它们永远不会被任何人"欺负"或在情感上操纵。

这些小马向我强调了一个信念，即从某种程度上来说，我内在具有天生的自信心。我生来就是一个独特的个体，而且不管怎么说，我肯定远远不止于此。我羡慕这些马具有的"我可以成为任何我想成为的东西"的这种态度，我为此佩服它们。

世界可能是残酷的，你会发现自己身处悲惨的黑暗之中。但是你并不是由这些东西定义的，定义我们的是我们如何应对我们所处的环境，就像这些马一样。虽然有时候与它们相处也让人沮丧，但与它们合作确实让我认识到了这一点，让我看到自己是一个幸存者，我很有韧劲，我依然在这里。

饼干：永远不要停止问问题

饼干很瘦弱，也很敏感。我第一次跟它合作是在一个天气温暖的日子，那天有很多马蝇，它们不断地落在饼干身上，很讨人厌。我发现我能指挥它做一些事情（比如走出去，绕着我转），它看起来像是要起步走了，但又会突然停下来，用蹄子抓地，或抖动身体侧，试图赶走两侧的马蝇。

饼干让我看到了马是多么地敏感，它可以感觉到身体侧翼有一只马蝇，也能感觉到马绊重量的变化。它们能够感知周围的世界，这也与它们作为社会性动物的进化有关。我们人类有时很吵闹，让人讨厌。与它在一起也让我明白了一件事情的重要性，那就是我如何通过提供即时满足而快速地满足他人的需求：当发生一些小事时，我往往会立即停下来，重新评估并做出调整。我在自己的生活中存在一种恐惧——我总是害怕会发生灾难性的事情，我认为这个问题此时就会浮现出来，我也在努力克服并忍受不舒服的感觉。
我想在这方面多努力，并且永远不要停止询问别人以
及质疑我周围的世界，因为我觉得这是我作为一个人
成长和发展的一个重要因素。没有什么问题是愚蠢
的。如果有人不愿意回答或找不到你需要的答案，那
就继续寻找，只要我们继续寻找，就会有更多的人来
帮助你。

我的旅程：未来

我发现马术有难以置信的疗愈作用。我很难相信
人，但对马却不是这样，因为它们不会对我的身份构
成威胁，这让我有了一个安全的、非评判的空间来探
索真正的自我。与这些马在一起使我有了更强的自我
意识和关系斗争意识，我现在更有能力在自己的治疗
过程中处理这些问题，以提高自己的生活质量。

有一位艺术家，他简单、辛辣的风格与我产生了
强烈的共鸣，他描绘了一个男孩和他的马之间的对
话。他的一幅作品展示了在一个暴风雨的日子里他们
站在一片崎岖开阔的田野上眺望远方，男孩惊呼道：

"也许我们要找的东西根本就不在那里？"马回答说："我们要找的东西一直都在这里，但我们必须出发去经历这个旅程。"这有助于我反思，我的整个人生经历是如何让我走到现在的境地的，包括我的个人健康和职业生涯。我并不是强调寻求最好的健康状态或成为最好的女骑手，而是强调整个过程，包括这个过程中犯过的"错误"；我必须在这段旅程中意识到我一直在寻求的东西实际上一直都在这里，我做得很好。

（萨莉·里格）

针织：找到了昼夜的节律

以前，我早上醒来的时候常常带着一种恐惧。你知道当你颤抖的时候，好像有一股电流从你的身体里流过的感觉吗？

我总是把这种感觉称为恐惧；这对我来说已经是家常便饭了，我无法控制。我一直认为这就是我日常生活的一部分。我听说有患抑郁障碍的人，但我真的觉得他们只是需要被踢一脚，然后继续生活。直到有一天，抑郁障碍像一条黑狗一样降临在我身上；我没看到那条黑狗来，因为它是半夜悄悄地来的。我有一年没能下床。我被诊断出患有"中重度抑郁障碍"。

什么？

那么热爱生活的我？

恐惧、焦虑、紧张的身体状态、惶恐，一切都是黑色的。非常暗的黑色。我的头陷入了最黑的黑色里面，我没有精力，我脑子里的悲伤太深重了，深重到我无法忍受。我睡不着。我也吃不下饭。我无法工作。我找不到我自己了。在患抑郁障碍的第一年，我的搭档托马斯派他的同事来我家看我，她教我针织。织一针，再织一针，逐渐让我感到平静。我创造了一个不断"成长"的东西；棒针帮我找到了昼夜的节律。我的最终产品有些不成样子，但我仍然记得我把那件畸形的衣服放在身上照着镜子的时候，是我这么长时间以来第一次为自己感到骄傲。

每一针都是一次呼吸，每一次呼吸都是一种感觉，每一种感觉都得到了承认和理解。

慢慢地，随着棒针上的针织物不断"成长"，我的信心也在逐渐增强。我织的每一针都变成了有形的产品，我的感受是有价值的。我自己也是有价值的。我脑海中的碎片被一次一针地编织了起来。随着织物越来越长，我的自信又回来了。我意识到我有价值。我又能看到颜色了。我又愿意走出家门了。我能拥有自己的生活了。就像二月的雪花一样，我再次出现了，成为一个有生命、能做事的生物。我学会了谈论我的感受——认识到它们是合理的，它们是我自己的一部分，需要被理解。

我织的每一针不但变成了正在织的织物的一部

分，也变成了我的呼吸。下一针变成了我的感觉，让我的感觉成为看得见摸得着的有形之物。如果一针断了，整件织物都会散开。现实也是如此，我的感觉是我自己的一部分，也是有价值的，就像针织的时候某一针对整体一样有价值。

我从不擅长传统的正念或冥想。你看，我是个烦躁不安的人。静静地坐着不动，感受当下，这对我根本不起作用。我慢慢地开始了解，身体实际上知道答案；要花时间跟你的身体待在一起。手工编织也是一样的：感觉纱线和针头就像一个针迹，当你意识到它们时，你的思想就会在你的脑海中流动，并感受到针迹创造的身体感觉，以及你屁股坐在椅子上的感觉和脚放在地板上的感觉。这是一种我称之为"编织空化"的技巧，这种技巧让我的生活充满欢乐的正念练习。

拿起棒针，看着两根棒针在我面前，会给我一种支撑感，棒针在我和别人之间形成了一道屏障，就像一道安全网，让我感觉更好。当我编织时，我不再感到焦虑。我的大脑很平静。

我是詹姆斯·麦金托什，我很好，我回来了。因
为针织，我还在这里，我还活着。

针织及时地拯救了我。

（詹姆斯·麦金托什）

音乐：象征心灵之旅的自由

还是个孩子的时候，我就经历了一些让我感到悲伤和焦虑的事情，但我永远记得是悠扬的音乐让我获得了一些释放，产生了一些共鸣。后来当我崩溃的时候，我转向音乐寻求安慰和情感上的满足。

对我来说，听音乐意味着将注意力从负面情绪上转移开并保持专注。此外，音乐传达出的信息给人余音绕梁的感觉。如果有人用第二人称唱歌，你会觉得他们就像在跟你直接交流一样。我认为，歌词或散文配上音乐可以调解有时候看似不可能调解或不合逻辑的思想和感情。我认为歌词能让大脑中最深刻的部分觉醒。

在医院里，我会在病房里找个安静的角落，戴着耳机，跟着音乐起舞。我记得我对一位病人说"我被音乐感动了"，然后下意识对他羞涩地咧嘴一笑。我的意思是，我在情感上被感动了，在身体上也被感动了——我愿意起身活动。

出院后，我重新尝试自己创作音乐，但带着一种略微勇敢的感觉，好像制作电子音乐将进入一个未知的领域，或者甚至可能对我的精神状态或心理健康有危害。然而，我发现我可以把我所有的焦虑都投入创作过程中，并获得一些美妙的、让人满意的东西。

我一直喜欢舞曲。有一天我发现，当我真的跟着音乐跳舞时，它会变得更有意义！这始于2005年我带着焦虑去了一家夜总会。我开始上瘾了，在舞池里放松自己——这样做有令人惊讶的疗愈效果。五年来，我每个周末都坚持跳一次舞，有时候跳两次，我从舞蹈中感受到的有益效果使这种跳舞体验成为我研究和学习的一部分。

当我随着音乐跳舞时，我发现我可以自由地选择是让大脑关闭思考还是进行思考。我还遇到了一种非常开放的文化，遇到了一些令人惊叹的人，我在一个我从未感到适合的世界里找到了一条前进的道路，也许是因为我患有精神分裂症吧。渐渐地，所有这些都大大缓解了我的焦虑，增强了我的自信心，我开始感觉到一切都在掌控之中。

我仍然享受着听音乐的乐趣。如果我每天花几个小时在周围的小路上放松，我发现生活更容易应付了。我还发现，在火车上或其他繁忙的地方会引起我的焦虑，这种情况下听我喜欢的音乐可以缓解。这感觉不仅仅是多了一种让你转移注意力的方式，更像是一种连我自己都不知道怎么产生的治疗反馈循环。

重要的是要知道，在这个世界上有一些地方可以拥抱声音、音乐或舞蹈，在这些地方声音、音乐或舞蹈可以成为解决各种心理健康问题的有力渠道。我很高兴我找到了这样的地方，我以前从来不相信我会找到；通过追踪我自己的旅程，我希望能激励其他人思考——他们的旅程也是由许多起起伏伏组成的。经历所有这一切，声音和音乐仍然可以与你同在。从欣赏音乐到欣赏所有声音的转变，象征着心灵之旅的自由。

我似乎是在音乐的调节作用下恢复过来，重新回到这个世界的。

（托马斯·布朗）

绗缝：在自发学习中找回热情与自信

　　我的第一段经历是10年前的，很出人意料。那时候我28岁，我的情绪突然跌入谷底。几周之内，我从一个快乐的母亲，一个对生活很满意，有一份好工作的人，变成了一个沮丧、焦虑、偏执、空虚、想要自杀或自残的人。我的世界颠倒过来了。我以前目标明确、充满动力、雄心勃勃、精力充沛，现在完全走向了自己的反面。

　　两周后，经过医生多次诊断，他们认为我的情况很危险，必须去医院接受诊断；然后我被诊断为双相情感障碍 I 型。这对我以及我的家人和朋友的打击都非常大。我以为从那一刻起我的生活就那样了，那是我一生中最糟糕的时刻。现在，我回过头来，意识到我已经走了很远。

　　出院后，我收到邮局寄来的一张传单，内容是当地成人教育中心正在举办缝纫课程。我和妈妈一同前往，想尝试一些新的东西。缝纫课程每周一次，为期6周。上课的时候我一点也不喜欢缝纫，也从不认为自

己是一个有创造力的人。我尝试了一些小的十字绣套
件，那的确是我的极限了。但我们还要学习如何制作
垫子、袋子、门挡和基本的拼凑。就这样，突然有一
天我爱上了拼缝和绗缝。它治愈了我。我终于找到了
把我拉回到正常生活的东西。我的康复旅程就是这样
开始的。

　　被子上缝花有无限种可能。正如有句话所说：
"当生活扔给你一堆碎料时，试着用它做床被子
吧。"我看待绗缝过程的方式与我看待战胜并克服我
的心理障碍的方式相同。对于一个以前没有做过被子
的人来说，这项任务似乎是巨大的、令人困惑的、复
杂的、不可能的，而且就连弄明白从哪里开始似乎都
令人望而生畏。但当你把这些过程分解成不同的阶
段，你就会从不同的角度来看待它；这虽然很有挑战
性，但同时也是可以做到的。这个过程就是朝着最终
目标一步一步不断地前进。这让我意识到，药物在一
定程度上起了作用，但我也需要改变自己的心态，找
回发自内心的满足感。

　　起初，我没有意识到它对我的影响，但几个月

后，我去看医生，填写一张情绪表（我每个月都要填写），它白纸黑字地放在那里。结果是，我的焦虑大大减轻，情绪稳定，妄想症和自我伤害倾向也完全消失了。绗缝阻挡了消极想法的产生，它用积极的想法替代了消极想法。绗缝也开始平息我的焦虑，使我的思想平静下来，即使在我犯错误的时候也是如此。它激励我每天早上起床，重建自信心，让我保持学习的热情，甚至让我产生了报名考取拼缝师和绗缝师资格的念头。

焦虑一直是我最糟糕的症状；我的父母不得不去学校接我儿子放学，因为我无法面对任何人。焦虑开始主宰我的生活，我觉得我完全失去了对生活的掌控。当我加入绗缝小组后，情况开始发生变化了；这个世界看起来并没有那么可怕，其他人也没有评判我。随着我的社交焦虑水平下降，我花更多的时间和志同道合的人在一起。他们从未询问过我的心理健康状况；我们在一起的氛围很轻松，没有压力。绗缝消除了围绕在我周围的压力，让我有了目标。一个积极因素引起另一个积极因素，我意识到我已经在努力从家里走出去了，而在那之前，我很难踏出家门。对我来说，绗缝没有限制；你可以遵循已经有的花样图案，也可以创建自己的花样图案。缝出来的每个被子看起来都不一样。例如，你可以使用相同的图案或设计缝制被子，但如果选择的面料不同，那做出来的被子外观将完全不同。因为绗缝包括很多不同的阶段，这让我一直保持着兴趣和动力，这是一个不断学习的过程；总是有一些新东西可以尝试。一个想法引出另一个想法；我总是有超前的想法。我的新技术也层出不穷：从传统的、抽象的、现代的、几何的、艺术的被子，到手工拼凑的、机绣的、手工染色的、手工刺绣的被子——还有很多。唯一的规则是建议使用四分之一英寸的接缝余量，剩下的就都由你设计。

在绗缝做被子的小组里很容易结识其他绗缝工，并能学到新技术。绗缝工喜欢分享他们的想法、成功经验和技术，但这些技术并不能很好地节省你的时间。视频网站也是一个很好的获取创意的途径，随着绗缝越来越受欢迎，很可能你附近就有相关课程。绗缝对我来说就像冥想，不断学习是我的疗愈方式。我的脑海里不再有可怕的焦虑和消极情绪，而是充满了积极的情绪、尝试的想法和我的下一个项目。绗缝让我心情舒畅；它给了我自信，让我思路清晰，带给我激情、兴奋和热情。

自从我开始做绗缝，我就再也没有返回到原来的糟糕状态过，我无法想象没有绗缝的生活。

（艾米）

摄影：在创造中感受美与疗愈

我的名字是梅尔，我是一名心理治疗师，在私人诊所工作，自谋职业。我非常提倡追求创造性的消遣活动，以帮助改善心理健康状况。

我希望我的故事能激励你通过写作、画画、唱歌或者跳舞讲述你自己的故事，如果你做好准备了，你还可以挖掘你被隐藏的那部分自己。记住，创造力有多种形式；就我而言，它是通过摄影来实现的。

在困难时期，我们都会被自己的想法、忧虑、悲伤或焦虑搞得精疲力竭。谷歌搜索解决方案并没有真正的帮助；我认为我们最好采取一些行动，通过好玩的活动来让自己变得更健康、更充实。

在经历了一系列的创伤后，我陷入了绝望的深渊。我的感情消耗殆尽，我努力让自己振作起来，继续前进。我受够了悲惨的自我。我发现很难找回我曾拥有的活力。甚至清空洗碗机对我来说也像是要爬一座山那样艰难。我对做任何事都失去了兴趣，也不愿再见我的朋友。我的大脑忙得停不下来，这剥夺了我的睡眠，很多时候我都在以泪洗面。

我决定实践我一直倡导的理念，并运用我这么多年来所学的知识，而不是跟随那些我非常讨厌的口号，比如"保持冷静，继续前进"。

是时候认识到我经历着最糟糕的状态，我需要一些滋养，而不是坐在这个耻辱的桶里；其实，我可以试着滋养自己，让自己沉浸在某种事情中。我确定自己可以靠业余时间养活自己，一周的另一半时间用来照顾自己。是时候找回我的魔力了，以前的我通常更像跳跳虎而不是跳蚤。

我相信一旦我们开启一下我们的创造力，锻炼一下我们想象力的肌肉，它们就会相互感染。通过我自己以前滥用创造力和想象力以及与我接触过的那些客户，我发现，当你处于生存模式时，很难有创造力和幽默感。我想是时候给自己买个新玩具了。

多年来，我一直想买一台合适的相机，但由于成本太高，我不知道该买什么。我内心否定的声音也赢得了胜利："你不需要相机，用你现有的就行了""你只用5分钟，就这么一个阶段，最终都会压箱底""相机太复杂了"。我面临的最大障碍是不知道我要买什么，也没有人可以给我提供意见。我看了在线评论，但最后更加困惑，陷入了判断瘫痪。

一天下午，我鼓起勇气去一家卖电器的商店寻求一些建议，如此，我也许会冲动消费。我犹豫不决地走向闲散踱步的销售助理，问她对于初学者有什么推荐的——要易于使用，并且能让我不断成长进步。但令我沮丧的是，她说她对相机一无所知，她毫无兴趣，很快就走开了。

沮丧情绪淹没了我，我两手空空地离开了商店，回到车里，我坐在那里忍住眼泪。我觉得自己没用，就连买一台相机这样简单的事情都搞不定，我对自己感到愤怒，怪自己不会分辨快门速度，不知道相机感光度量化规定的范围，也不明白分辨率和曝光补偿是什么意思。我要跟人聊聊，于是我打电话给我的搭档。他听了后很同情我，并提出下周末和我一起去买一台相机。但后来他还问我是否可以回到那个店里给他的电脑买个东西。我二话不说就返回去了，在我寻找我搭档需要的物品时，我向服务人员提到，我来也有可能找不到我搭档要的东西，而给我自己买个新玩具。我告诉他我找不到人帮我买相机。他的眼睛亮了起来，他告诉我他喜欢摄影，并说："跟我来，我帮你选相机。"半个小时后，在他的帮助和指导下（并讨论了为什么他一开始没有被安排在摄像机区！），我带着我心爱的相机回家了——一台尼康数码单反3400相机、变焦镜头、储物袋、备用电池——我感觉自己就像糖果店里的孩子，得到了一整罐菠萝块。我很想试试我的相机，虽然我只知道自动设置，但我开始在谷歌上搜索我打算去的地方，并在一个农场定居下来。我和我的搭档冒着大雨开车去那里，但这是值得的，因为我花了几个小时在炎热的房间里拍摄了许多彩色的蝴蝶。虽然我确信更有经验的摄影师不会满足于用自动设置模式，但它确实很适合我用；相机和镜头的质量弥补了我技术上的不足。我拍的蝴蝶仍然是我最喜欢的照片，我非常喜欢这些蝴蝶，它们已经出现在我的社交媒体资料和名片上。

摄影让我能够以视觉形式表达我创造性的一面，通过拍摄角度、拍摄对象和光线来发现并捕捉周围的美。我发现自己从焦虑的思想中解脱出来了，摄影的乐趣防止了负面情绪主宰我的头脑，过度思考的破坏性螺旋被欣赏大自然所取代。

我的相机给了我一个理由，让我腾出时间去散步，看看我能找到什么去拍照；相机是我探索的通行证。我几乎可以拍摄任何东西：我的狗、邻居的花、公园里的树、运河上的窄船、日落、日出和月亮（尽管最后一张照片很难拍摄！）。

我喜欢拍摄动物，因为它结合了我的创作热情和我对动物的热爱。拥有相机的第一年，我完全投入了艺术中；我曾在苏格兰的动物园里拍摄过东北虎和北极熊，甚至还拍过狼和狐狸。野生动物公园、自然保护区和人工饲养动物园成了我的游乐场，因为我在找机会捕捉雄伟的老虎，以及可爱的、令人敬畏的大自然，用照片留住它们。

我有意使用"乐园"一词，因为我通过研究和阅读斯图尔特·布朗等作家的作品发现，作为人类，我们生来就是为了创造、制作、玩耍、分享和联系。但我们中的许多人会发现我们很难像孩子那样轻松愉快地玩耍。我和一位伟大的精神病学家穆利·拉哈德（Mooli Lahad）一起训练，我永远不会忘记他对我说的话："我们不能同时防守和比赛。"正是通过对创造力的激情消费，我们才可以放松警惕，沉迷于当下，抛开烦恼，只求存在于此刻。

摄影给了我机会进行创造、制作并玩耍，也让我有机会分享并结识友人。在开始我的新爱好几周后，我加入了一个脸书群组，与其他人分享我的照片，并得到了一些提示和建议，也因此有人邀请我加入一个群组出去玩一天。虽然我差一点因为有社交焦虑而去不了，但我对摄影的渴望激发了更好的我，我降低了自己的防御意识，参加了群组外出活动。我们这个组定期组织见面，当他们邀请我为业余展览提供一些照片时，我很高兴；分享我热爱的东西，看到人们面带微笑指着我的照片，给我带来了很多快乐。在那之前，我从未打印过我的任何照片；我不得不说我拍的照片看起来很好，我决定打印一些在楼梯上展示。现在，我在家里工作时，我的许多客户也有机会欣赏到那些照片。我们当中有太多人会因为忙于谋生，而不去拥抱那些通常被认为没有生产力的东西：艺术、舞蹈、音乐、诗歌。我相信任何鼓励我们放慢脚步，重新与我们自己、与我们的土地以及与其他人连接的东西都是有疗愈功能的。如果你喜欢你追求的东西，那它就是富有成效的，而不是在浪费时间。

当我问我的客户，他们都做什么有创造力的事情，他们经常告诉我没有。但其实，你可以在很多地方找到发挥创造力的机会，你的技能也可以得到发展；比如做饭，布置你的家，或者选择你要穿的衣服，这些都需要创造性的技能。我认为我自己没有任何天赋，我也承认自己不是摄影专家，但我已经用我的相机成功拍出了一些令人惊叹的照片，我一直在学习——有一天我甚至可以不再依赖自动设置，但这不用着急，可以慢慢来。

在我的鼓励下，现在我的客户经常跟我分享创造力帮他们保持良好状态的故事。我听过这样的故事：一个滑冰运动员在冰上滑行时，忘记了学校和考试的压力；一个男人外出观鸟时忘记了时间；还有一个妈妈告诉我，她感觉她烤面包的时候最冷静。每个人都可以找到自己的创造性消遣活动，无论是在传统艺术中，还是通过其他媒介，从木工到钓鱼，从园艺到即兴喜剧。当我们创造的时候，我们处于"思考脑"的状态，我们思想积极且思考深入，而我们的"生存脑"，即高度警觉、焦虑、谨慎的头脑，会休息一会儿。当我们放慢脚步、放松自己时，我们可以学着控制自己的情绪和身体的反应。如果你正在寻找一种摆脱焦虑和压力的方法，我建议你培养一种新的爱好。

我们有五种感官和一个社会参与系统，这个系统通过触觉、听觉、嗅觉、味觉和我们看到的东西来得以舒缓。我真的相信，当我们创造并参与到我们身边一切美的东西中，并与世界分享我们的热爱时，我们实际上是在恢复我们自己。所以要有创造力，去写作，去画画，或者放一首音乐，出去在水坑里嬉戏，或者去插芳香的花朵，去烤蛋糕，或者在厨房里跳舞，或者去拍照，找到你的快乐。游戏不仅仅是为孩子们准备的，也不是选择性的额外活动；它可能会帮助我们保持良好的健康状态。

我已经学会了在生活中找一些好玩的事情，即便不拿报酬也没关系。

（梅尔）

拼图：拥有一座自己的情绪避难所

新年夜也可能很糟糕！

别误会我。我喜欢这样的想法——庆祝新的开始，花时间反思过去的一年，憧憬未来的一年，与朋友们一起举杯祝酒——但其实夜晚的实际情况让我们更混乱而不是更清晰。

几年前，我发现自己面临两个问题。第一个问题是，如何度过新年夜钟声敲响的时候？要么和一群人一起去酒吧，他们肯定会喝很多酒，熬夜到很晚；要么独自待在家里。虽然听起来很痛苦，但我认为后者更符合我想开启新年的方式。在我对自己的选择信心不足的时候，我面临着另一个困境：我怎么样才能够既享受自己一个人的时间，又不会因为没参与集体活动而被"害怕错过"的心理所折磨？

几天后，我在购物中心找到了答案，当时我正在看有没有新年促销活动，偶然发现一家季节性商店，墙上挂满了拼图。拼图是我儿时的爱好，我已经有20年没有玩过拼图游戏了。这似乎是一种既简单、我又能支付得起的方法，可以让我从烦恼中抽离出来，在理清思路的同时还能有所成就。最后我整晚都在听音乐，做我的拼图，那是一扇门的拼贴画。拼图最好的地方是什么？是我喜欢它！

从那以后的几年里，拼图以多种不同的方式帮我缓解了我的心理健康疾病。作为一个内向又爱内省的人，我的内心独白通常十分生动丰富。解决一个拼图谜题的难度足以让我的大脑忙碌不停而没空去担心一些事情，但又不会难到让我因为感到沮丧而放弃。

我经常感到焦虑，尤其是在社交场合。不过，和别人一起玩拼图游戏可以让我们在一起的同时集中注意力，这样你就可以继续和你喜欢的人聊天，或者只是待在一起。我很容易患上抑郁障碍，特别是当我感到无聊或精神刺激不足时。与阅读或看电影不同，拼图需要积极参与。捡起一块拼图可能不算是锻炼，但这种简单的身心联系激发了一组全新的神经元。随着年龄的增长，拼图可以成为保持逻辑敏锐的有力工具。虽然这看起来没什么了不起，但完成一个拼图谜题或者哪怕只是找到你一直在找的那一块，都可以让你有一种切实的成就感。

这些年来，我一直在做很多拼图，通常在漫长的冬日，我都会玩一个拼图谜题。当我开始把自己当成一个拼图者时，我的状态发生了改变。有些人似乎认为，待在家里玩拼图游戏，会让人感到更加烦闷，特别是当人们期望外出时。但我经常遇到30多岁的女性，她们也用拼图作为自我安慰的工具。我大学时期的一个朋友在与产后抑郁做斗争时就一直把拼图作为应对工具。还有我的瑜伽老师，她每天晚上睡前都用拼图帮助平息焦虑的思绪。拼图的美妙之处在于它们可以分享，就像我的已婚朋友们用拼图作为一起度过时光的方式。

当我问自己为什么会发现拼图是一个有用的工具时，有几个不同的原因浮现了出来。首先，拼图所需的精神能量有助于排除其他可能让人不安或产生消极想法的负能量。对于习惯冥想的人来说，拼图可以是一种排解焦虑的方式。

在我20岁出头的时候，我父亲因肝癌并发症住院。目睹父亲慢慢失去生命对我来说是很大的创伤，再加上还要继续完成我的本科学历，我还想变得更坚强从而成为母亲的支撑。这一切对于那时候正处于享受生活的22岁的我来说都是很难承受的事情。有时候，我会拿起一本数独书，在候诊室或在去医院的公共汽车上痴迷地做那些数字拼图。当我生活中的谜题没有办法解决的时候，那些拼图谜题能够让我的大脑处于忙碌的状态。

拼图能帮助减轻我心理健康问题的第二个原因是，它提供了一个避难所。我不得不承认，在新年夜给自己买那个拼图时，我感到非常绝望。看着我的朋友们陆续找到伴侣，组建家庭，而我仍然独居在我父亲留给我的公寓里，我感到被困住了。所以我决定拼一个拼图，而不是回到我不喜欢的生活方式中，这是我为了过上我想要的生活而做出的第一个正确选择。虽然我仍在努力创造适合我的生活方式，但我每天都对这段旅程充满信心。

今天，一个拼图谜题给我带来一个类似的选择，让我知道我们如何度过大部分时间——在线。在我居住的多伦多，有一种连轴转的工作心态已经渗透到我们的休闲时间中。而当你从日程中削减不必要的玩电子产品的时间时，你可能会发现自己每周都有多余的时间。

我做拼图仅仅是因为我喜欢，而且最重要的是它们给我带来类似冥想的益处。

（凯特琳）

后记

对编辑工作来说，能够找到、收集、编辑并出版这33篇真挚的故事，一直都是我们的荣幸。这些故事都是由以前从未写过自己生活经历的人所写的。这些故事共同表达了人们为了恢复健康和寻找幸福所做的不懈努力。这些故事由像你和我这样的人撰写，大多数情况下，他们都已经走过了一条通往医生、心理健康工作者、治疗师、药物、互助团、自助书籍和自助网站的漫长道路。这些故事描述的是某些东西以虽小却重要的方式而起作用的神奇经历。

在有些例子中，某种东西救了当事人的命。在所有的例子中，这些故事和经历都提醒我们继续寻找，继续尝试，也许有什么东西在等着我们，有什么东西能将我们从抑郁这条"黑狗"的嘴里拉出来，把我们扔到更安全的地方，哪怕只是暂时的。

我们知道，还有很多活动没有包括在这个选集里面。例如，我们有意没有把宗教或精神活动包括在里面，但有许多报道讲述了这些活动对抑郁障碍的作用。我们也没有将过于深奥或难以访问的内容包括其中，而这些内容可能正适合你。尽管我们选取了一篇关于马是女性最好的朋友以及关于和马相处的好处的文章，以提醒我们马的重要性，但是由于没有足够的篇幅，我们无法介绍从鹦鹉到鳄鱼等动物帮助人们保持理智和微笑的所有精彩故事。因此，在最后的这篇后记中，我们邀请你亲自去探索。有时候，哪怕只是知道可能有些事情有用，或者知道有些事情会成为"你要做的事情"，这本身就是一种帮助。

如果你是在抑郁时期阅读这本书，我们知道你可能没有足够的注意力或精力，更不用说有阅读任何东西的欲望了。因此，我们希望这本书对你足够友好，当你沿着舒适的书脊打开它，它会以非评判的、充满同理心的方式接纳你。在段落之间的阅读间隙，你可能会停顿、微笑、翻白眼、做鬼脸或者反思。我们希望你能从书架上拿起这本书，放在桌子上开始阅读，然后停止阅读；在后来的某一天，在某个地方，又想起这本书，再翻开它——把它读到书角卷起，还能再翻阅很多遍。你痊愈后，把它传下去。

　　我们都知道和抑郁做斗争以及带着心理障碍生活是多么大的挑战。但愿这本充满乐观的书中没有漠视这种黑暗——相反，我们分享了可以贯穿于日常生活中的希望和快乐的曙光；活在此时此刻，做一些简单的事情。

（詹姆斯·威西和奥利维亚·萨根）

延伸阅读

A Midlife Cyclist: My Two-Wheel Journey to Heal a Broken Mind and Find Joy by Rachel Ann Cullen (Blink Publishing, 2020).

Craftfulness: Mend Yourself by Making Things by Rosemary Davidson (Harper Wave, 2019).

Crochet Saved My Life: The Mental and Physical Health Benefits of Crochet by Kathryn Vercillo and Julie Michelle (CreateSpace Independent Publishing, 2012).

Depression Hates a Moving Target: How Running with My Dog Brought Me Back from the Brink by Nita Sweeney (Mango, 2019).

High and Low: How I Hiked Away from Depression Across Scotland by Keith Foskett (self-published, www. keithfoskett.com, 2019).

I'll Run Till the Sun Goes Down: A Memoir About Depression and Discovering Art by David Sandum (Sandra Jonas Publishing House, 2016).

Jog On: How Running Saved My Life by Bella Mackie (Harper Collins, 2018).

Mindfulness: A Practical Guide to Finding Peace in a Frantic World by Mark Williams and Danny Penman (Piatkus, 2011.)

Outrunning the Demons: Lives Transformed through Running by Phil Hewitt (Bloomsbury Sport, 2019).

Phototherapy and Therapeutic Photography in a Digital Age by Del Loewenthal (Routledge, 2013).

Riding Home: The Power of Horses to Heal by Tim Hayes (St. Martin's Press, 2015).

Running with Mindfulness: Dynamic Running Therapy (DRT) to Improve Low-Mood, Anxiety, Stress, and Depression by William Pullen (Plume Books, 2017).

Taking the Plunge: The Healing Power of Wild Swimming for Mind, Body and Soul by Anna Deacon and Vicky Allan (Black and White Publishing, 2019).

The Mindfulness in Knitting: Meditations on Craft and Calm by Rachael Matthews (Leaping Hare Press, 2016).

The Wild Remedy: How Nature Mends Us–A Diary by Emma Mitchell (Michael O'Mara Books, 2019).

Yoga For Depression: A Compassionate Guide to Relieve Suffering Through Yoga by Amy Weintraub (Broadway Books, 2003).

Yoga for Emotional Balance: Simple Practices to Help Relieve Anxiety and Depression by Bo Forbes (Shambhala Publications, 2011).